医护礼仪

吴惠珍 编著

上海交通大学出版社
SHANGHAI JIAO TONG UNIVERSITY PRESS

内容简介

现代社会,人际交往日益频繁,礼仪的内容越来越丰富,礼仪的作用越来越显著,礼仪的运用也越来越讲究。礼仪是我们每一个人需要终生学习、实践的必修课。本书以学习礼仪、普及以尊重为核心的礼仪知识为宗旨,以继承和弘扬中华民族传统礼仪文化、提高人民群众特别是医护人员的礼仪修养为目的,将礼仪分为个人篇、社交篇、职场篇、工作篇四部分,讲述不同场合的沟通礼仪技巧和方法,旨在提高医护人员的素养和品位,创造和谐的社会、人际关系,进而提高医院的形象。

本书内容丰富、图文并茂、简单易学,将不同领域、不同场合的礼仪知识重新整合,注重实际操作,追求方便实用。本书适合医护人员及对医护礼仪感兴趣的读者使用。

图书在版编目(CIP)数据

医护礼仪/吴惠珍编著.--上海:上海交通大学出版社,2016

ISBN 978-7-313-14908-4

Ⅰ.①医…Ⅱ.①吴…Ⅲ.①医药卫生人员-礼仪
Ⅳ.①R192

中国版本图书馆 CIP 数据核字(2016)第 090901 号

医护礼仪

编　　著:吴惠珍

出版发行:上海交通大学出版社　　　地　　址:上海市番禺路 951 号

邮政编码:200030　　　　　　　　　电　　话:021-64071208

出 版 人:韩建民

印　　刷:虎彩印艺股份有限公司　　经　　销:全国新华书店

开　　本:850mm×1168mm　1/32　　印　　张:9

字　　数:206 千字

版　　次:2016 年 6 月第 1 版　　　　印　　次:2016 年 6 月第 1 次印刷

书　　号:ISBN 978-7-313-14908-4/R

定　　价:39.00 元

版权所有　　侵权必究

告读者:如发现本书有印刷质量问题请与印刷厂质量科联系

联系电话:0769-85252189

前　言

　　荀子曰:"容貌、态度、进退、趋行,由礼则雅,不由礼则夷固僻违,庸众而野。故人无礼则不生,事无礼则不成,国家无礼则不宁。"(《荀子·修身》)就是说,一个人讲究礼仪就能改掉陋习,脱离低俗,树立正确的价值观,提高自身的修养,做到温文尔雅。所以人不守礼就没法生存,做事没有礼就不能成功,国家没有礼则不得安宁。

　　现代社会,经济快速发展,对外交往日益频繁,文明程度不断提高,礼仪的内容越来越丰富、运用越来越讲究、作用越来越显著。礼仪无处不在、无时不有,渗透在我们生活中的每一个细节中。因此,礼仪是我们每一个人需要终身学习、实践的必修课。医护人员既是职业人员,也是服务人员、社会人员,其生活、工作、学习等方面均需要规范的礼仪知识。礼仪知识是否具备,对其人生发展将产生重要影响。本书秉持学习礼仪、普及以尊重为核心的礼仪知识的主要理念,希望能在促进人类社会文明和谐的伟大进程中发挥作用于万一。

　　本书力求语言简练,方便实用。内容上,对于有争议的知识点,查阅了大量相关资料,以目前学界一致认同的观点为依据,以期给予读者更加全面的参考。结构上,将不同领域的相关章节进行了重排整合,如仪表、仪态、出行等内容在个人篇、社交篇讨论后,此后涉及该内容的章节,不再重复或点到为止。读者在阅读时,要注意前后内容的内在联系。形式上,图文并茂,易学易懂。本书少数图片来自网络,在编撰过程中,得到滁州城市职业学院领导、相关部门和同事们的大力支持与帮助,在此一并表示感谢。

由于时间仓促、能力所限,其间疏漏之处在所难免,真诚地期待读者、同行和专家批评指正。

吴惠珍

2016 年 1 月

目　录

工 作 篇

绪　论

人类活动在受自然规律的影响和制约的同时,还受社会规律以及由社会规律决定的各种社会规范的影响和制约。在这些社会规范中,除了道德规范和法律规范以外,还有一个很重要的方面,就是礼仪规范。礼仪,作为人类历史发展中逐渐形成并积淀下来的一种文化,始终以某种精神的约束力支配着每个人的行为,是人类文明进步的重要标志,是适应时代发展、促进个人进步和成功的重要途径。

一、礼仪概述

礼仪是人们在社会交往中受历史传统、风俗习惯、宗教信仰、时代潮流等因素影响下形成的,是以建立和谐关系为目的的各种符合时代精神及要求的行为准则或行为规范的总和,这些准则或规范具有约定俗成性,为人们所认同和遵守。

简言之,礼仪就是人们在社会交往中,以一定约定俗成的程序、方式来表现律己、敬人的过程。

在日常生活中,礼仪往往首先表现为一些不成文的规矩、习惯,然后才逐渐形成大家认可的,可以用语言、文字、动作进行准确描述的行为和规定准则,并成为人们自觉学习和遵守的行为规范。

礼仪有效地体现一个人的教养、风度与魅力,体现一个人对他人和社会的认知水平及尊重程度。礼仪是一个人的学识、修养和价值观的外在表现。一个人只有在尊重他人的前提下,才会被他人尊重。人与人之间的和谐关系就是在这种互相尊重的过程中逐步建立起来的。

与"礼"相关的词，常见的有礼貌、礼节、礼仪等。

礼貌，是指在人际交往中，通过言语、动作向交往对象表示谦虚和恭敬。礼貌能体现人的品质和素养，是一个人在待人接物时的外在表现。

礼节，是人们在交际场合相互表示尊重、友好的表现形式，是礼貌的具体表达方式。它与礼貌相互关系，没有礼节就无所谓礼貌，有了礼貌必然有礼节。

礼仪，是礼节、仪式的统称，是人们在人际交往中自始至终地以一定约定俗成的程序和方式表现出律己、敬人的完整行为。

礼貌是礼仪的基础，礼节是礼仪的基本组成部分。换言之，礼仪在层次上要高于礼貌、礼节，其内涵更深、更广。礼仪，实际上是由一系列具体的表现礼貌的礼节所构成的，是一个表示礼貌的系统而完整的过程。

在社会生活中，礼仪是人际交往不可或缺的重要工具。考证发现，古时候"礼"字通"履"字，意为鞋子，鞋穿上后更方便走路，但大了不行，小了也不行。因此，在与人交往时一定要有"礼"，并且要适度。

随着医疗市场的开放、医院行业竞争的不断加剧和科学技术的不断进步，医学模式发生了巨大变化。医疗工作已从传统的"以疾病为中心"发展到现在"以人的健康为中心"的全新模式。其服务对象不仅包括患者和伤员，也包括处于特定生理状态的健康人（如孕妇、产妇、新生儿）以及完全健康的人（如来医院进行体格检查或口腔清洁的人）。

在现代化医学模式转变和护理学发展的今天，严格护理管理、完善护理程序、强化医生和护士高度的责任感都是不可缺少的促进要素。然而,在贯穿这些要素的其中,医院礼仪已成为当前急需解决的问题,它关系医院工作的内在品质和外在形象。这就要求广大医务工作者不仅需要有高超的医术,更需要有高尚的医德医风和人性化的服务规范。

医务人员文雅健康的风姿、稳健适度的步伐、规范专业的操作、自然亲切的微笑、体贴关切的语言,将极大地影响和稳定患者的心态,激发患者追求美好生活的欲望。这对于恢复患者的身心健康将产生无可替代的积极影响。

二、礼仪的发展

中国是四大文明古国之一,有五千年文明史,素有"礼仪之邦"的美誉。

在原始社会,由于生产力极端低下,当时的人们把许多无法解释的自然现象当做"神"和"天"的旨意。"神"和"天"被认为是至高无上的主宰,于是人们因敬畏而对之顶礼膜拜,进行祭祀。到了原始社会晚期,随着私有制经济的发展,礼仪的内容和对象逐渐与人类社会的生活联系起来,逐步发展成为一种社会秩序、社会等级制度和一种人际关系中固定的表现形式,成为政治统治的工具。

进入奴隶社会,奴隶主为了维护其统治利益,将原始社会的宗教仪式发展成符合当时社会政治需要的礼制。周公集"礼"之大成,提出"礼仪三百","威仪三千"。"三礼"(《礼仪》《礼记》《周礼》)的出现标志着礼仪发展的成熟阶段,当时的"礼"既是一种仪式和规范,又是一种法律制度。

随着奴隶社会的解体,人类进入了封建社会,礼仪制度得到进一步发展。封建社会的礼制既有整套繁琐的为国家政治服务的礼仪制度,又有系列的社会交往中应遵循的行为规范,还有严格的家庭礼制。特别到宋代时，礼仪与封建伦理道德说教相融合，即礼仪与礼教相杂，成为实施礼教的得力工具之一。可以说，封建社会以"三纲五常"为核心的等级观念和以"三从四德"为中心的男尊女卑的观念，对当时的政治和生活等方面起着非常重要的作用。

礼仪之说

中国古代有"五礼"之说，即：祭祀之事为吉礼，冠婚之事为嘉礼，宾客之事为宾礼，军旅之事为军礼，丧葬之事为凶礼。民俗界认为礼仪包括生、冠、婚、丧四种人生礼仪。实际上礼仪可分为政治与生活两大类。政治类包括祭天、祭地、宗庙之祭、祭先师先圣、尊师乡饮酒礼、相见礼、军礼等。生活类包括五祀、高禖之祀、傩仪、诞生礼、冠礼、饮食礼仪、馈赠礼仪等。

荀子说："人无礼则不生，事无礼则不成，国家无礼则不宁。"从本质上说，中国的旧礼制是为古代统治阶级服务的，它扼杀人的个性和自由，在中国人的文化、心理上积淀了循规蹈矩、逆来顺受的消极思维方式。

辛亥革命推翻了封建王朝，中国进入了半殖民半封建社会。西方列强朗诵着《圣经》，高唱着"西方文明"，却在肆意瓜分中国的土地。旧中国的统治者也喊着"礼、义、廉、耻、忠、孝、仁、爱"，道貌岸然，虚伪残暴。

中国的传统礼仪一方面存在着与现实生活相冲突的思想因素。中国传统的礼仪与道德观念是建立在传统的农业文明的基础上的，在熟人圈子里起着一定的作用。同时，中国传统礼仪也是建立在人与人之间等级关系以及互相依附的基础上，讲究的是三六九等，行礼多数是单向的，而不是互相的，是确定身份等级的一种方式。只是在下者向上施礼，而在上者安然接受，无需有所表示。现在已进入商业文明社会,商业文明的礼仪是以西方礼仪为基础,主要是以平等自由、互相尊重为主要内容,表示亲近、友爱与尊重。这样,中国的一些传统礼仪形式就出现了不适应症。另一方面,也有与时代精神相一致的思想因素。如中国传统伦理道德提倡的公忠、正义、仁爱、中和、诚信、礼让、敬老、尊师、自强、持节、明智、知耻、节制、廉洁、勤俭等基本的道德规范,虽然由于当时特定的历史条件及制度的限制有一定的局限性,但基本内涵在今天仍有着较强的现实意义。

当今时代,经济、社会快速发展,精神文明建设、物质文明建设以及政治文明建设相互协调,更需要礼仪文化大力支持。新的礼仪应该是东西方的文化交融,是国际惯例和人际交往的准则,是道德行为规范的集合体,而不是"旧礼"的简单重复或是"西礼"的简单复制。

三、东西方礼仪的区别

由于受到传统、风俗、宗教的影响,东西方礼仪存在着一些的差异。

东方礼仪主要指中国、日本、韩国、朝鲜、新加坡以及以一些东南亚国家为代表的具有东方民族特点的礼仪文化。

西方礼仪主要指流传于欧洲、北美各国的礼仪文化。

1.血缘亲情 东方人非常重视家族和血缘关系,"血浓于水"的传统观念根深蒂固,人际关系中最稳定的是血缘关系;西方人独立意识强,相比较而言,利益关系高于家庭血缘关系。强调个人拥有自由,追求个人利益。他们将责任、义务分得很清楚,责任必须尽到,义务则完全取决于实际能力,绝不勉为其难。

2.表达方式 东方人以"让"为礼,凡事都要礼让三分,与西方人相比,常显得谦逊而含蓄。面对他人的夸奖,中国人常常会说"过奖了"、"惭愧"等字眼,表示自己的谦虚;西方礼仪强调实用,表达率直、坦诚。面对别人真诚的赞美或夸奖,往往会用"谢谢"来表示接受对方的美意。

3.礼品馈赠 东方人重视礼尚往来,往往将礼品作为人际交往的媒介和桥梁。东方人送礼的名目繁多,除了重要节日互相拜访需要送礼外,平时的婚、丧、嫁、娶、生日、搬迁、远行等等都可以作为送礼的理由;西方礼仪强调交际务实,在讲究礼貌的基础上力求简洁便利,反对繁文缛节、过分客套。西方人一般不轻易送礼给别人,除非相互之间建立了较为稳固的人际关系。在送礼形式上西方人也比东方人简单得多。一般情况下,他们既不送过于贵重的礼品,也不送廉价的物品,但却非常重视礼品的包装,特别讲究礼品的文化格调与艺术品位。

在送礼和接受礼品方面,东西方也存在着差异。中国人及日本人在送礼时费尽心机、精心挑选,但在受礼人面前却总是谦虚而恭敬地说"微薄之礼不成敬意,请笑纳"之类的话。东方人在受礼时,通常会客气地推辞一番。接过礼品后,一般不当面拆看礼物,惟恐对方因礼物过轻或不尽如人意而难堪,或显得自己重利轻义,有失礼貌。而西方人送礼时,总是向受礼人直截了当地说明"这是我精心为你挑选的礼物,希望你喜欢",或者说"这是最好的礼物"之类的话。西方人一般不推辞别人的礼物,接受礼物时先对送礼者表示感谢,接过礼物后总是当面拆看礼物,并对礼物赞扬一番。

4.待人接物 东方礼仪注重老者、尊者优先,讲究论资排辈;西方礼仪崇尚自由平等,独立意识强。个人不愿老,不服老,特别忌讳"老",等级观念没有东方人那么突出。

5.时间观念 相对来讲,中国人使用时间比较随意,时间观念比较淡漠,工作生活中迟到、早退等现象常有;西方人则时间观念强,做事讲究效率。出门常带记事本,方便记录日程和安排,有约必须提前到达,至少要准时,且不应随意改动。西方人不仅惜时如金,而且常将交往方是否遵守时间当作判断其工作是否负责、是否值得与其合作的重要依据,在他们看来时间观念直接反映了一个人的形象和素质。

另外,西方人工作时间和业余时间区别分明,休假时间不打电话谈论工作,甚至在休假期间断绝非生活范畴的交往,他们认为不尊重别人拥有的时间是最大的不敬。

6.对待隐私 东方人非常注重共性拥有,强调群体,强调人际关系的和谐,邻里间的相互关心,问寒问暖,是一种富于人情味的表现;西方礼仪则强调个人拥有的自由(在不违反法律的前提下),将个人的尊严看得神圣不可侵犯。

在西方,冒犯对方"私人的"所有权利,是非常失礼的行为。西方人尊重别人的隐私权,同样也要求别人尊重他们自身的隐私权。

四、礼仪的特征

礼仪文化源远流长,礼仪著作浩如烟海,所涉及的礼仪范围十分广泛,几乎渗透于社会的各个方面,与其他文化有许多共性,如诚信守诺、尊老敬贤、礼尚往来、容仪有整等。但礼仪文化也具有鲜明的个性特点。

1.规范性 礼仪是一种规范。礼仪规范的形成是对人们在社会交往实践中所形成的一定礼仪关系的概括和反映。礼仪是人们在长期反复的生活实践中形成,并通过某种风俗、习惯和传统的方式固定下来的,通过一定社会的思想家们集中概括出来,见之于人们的生活实践,形成人们普遍遵循的行为准则。这种行为准则不断地支配或控制着人们的交往行为。规范性是礼仪的一个极为重要的特性。

2.多样性 礼仪与每一个人都有着密切的联系,它涉及生活、学习和工作各个领域。同时,不同的个人,在其生活、学习和工作的特定领域里又有特定的礼仪要求。因此,不管是在内容上,还是在形式上,礼仪都是丰富多样的。

3.继承性 礼仪是一个国家、民族传统文化的重要组成部分,每一个民族的礼仪文化都是在本民族固有传统文化的基础上,通过不断吸收其他民族的礼仪文化发展而来的。

4.差异性 礼仪作为一种行为准则和规范是约定俗成的,这是各民族礼仪文化的一个共性。但是对于礼仪的具体运用,则会因现实条件的不同而呈现出差异性。主要表现在,同一礼仪形式常常会因时间、地点的不同而使其意义出现差异。礼仪的差异性还表现为同一礼仪形式,在不同场合,针对不同对象,会有细微差别,如同样是握手,男女之间力度就应不同,新老朋友之间亦应有差别,同样是打招呼,不同地区、不同民族也不相同。

5.社会性 礼仪的文化形态有着广泛的社会性。礼仪贯穿于人类历史,遍及社会的各个领域,渗透到各种社会关系之中,只要有人和人的关系存在,就会有礼仪的存在。

6.实用性 礼仪具有很强的实用性,从某种意义上说,它是关于交际艺术的学问。

7.实践性 与纯粹的理论演绎、概念探讨、逻辑抽象不同,礼仪来源于社会实践,并且直接服务于社会实践。

8.普及性 现实生活中,每个人都离不开交际,也都希望自己的交际取得成功,而礼仪正是一门将交际活动导向成功的普及性学科。

9.综合性 礼仪是一门专门研究人的交际行为规范的学

科,它广泛吸收其他许多学科的成果,用以充实、完善自身,是一门综合性的学科。

10.**限定性** 礼仪主要适用于交际场合,也适用于一般的人际交往与应酬。在这个特定范围之内,运用相关礼仪肯定行之有效。离开了这个特定的范围,相关礼仪则未必适用。

11.**操作性** 实用可行,规则简明,易学易会,便于操作,是礼仪的一大特征。礼仪既有总体上的原则、规范,又在具体的细节上以一系列的方式、方法,具体地对原则、规范加以贯彻,能够为其广觅知音,使其被人们广泛地运用于交际实践,并受到广大公众的认可。

12.**变动性** 礼仪是社会历史发展的产物,并具有鲜明的时代特点。一方面,它是在人类的交际活动实践之中形成、发展、完善起来的。另一方面,社会的发展,历史的进步,由此而引起的众多社交活动的新特点、新现象的出现,又要求礼仪内容、形式有所变化,具有相对变动性。

13.**稳定性** 礼仪是人们在人际交往中,以一定的约定俗成的程序、方式来表示尊重对方的过程和手段,是一种行为规范与准则,在一定时期内礼仪的内容、形式具有相对的稳定性。

五、礼仪的原则

学习实践礼仪,还要注意遵守一定的礼仪原则。

1.**遵守原则** 在交际中,每一位参与者都必须自觉自愿地遵守礼仪,用礼仪去规范自己的言行举止。任何人,不论身份高低、职位大小、财富多少,都有自觉遵守、应用礼仪的义务,否则,就会受到公众的指责。遵守时间、信守诺言,是社交礼仪最基本的要求。

2.**自律原则** 礼仪规范由对待个人的自我要求与对待他人

的做法两大部分构成。对待个人的自我要求即自律,是礼仪的基本出发点。学习、应用礼仪,最重要的就是要自我要求、自我约束、自我控制、自我对照、自我反省和自我检点,不要拿自己的错误折磨别人。

3.**敬人原则** 敬人是礼仪的重点与核心,对待他人的诸多做法之中最重要的一条就是敬人。不可失敬于人,不可伤害他人的尊严,更不能侮辱对方的人格,这是礼仪的核心。

4.**宽容原则** 宽容是指要求人们在交际活动中运用礼仪时,既要严于律己,更要宽以待人。要尽可能多地容忍他人、体谅他人、理解他人,千万不要求全责备,斤斤计较,过分苛求,咄咄逼人。理解别人,容忍他人,但不要拿别人的错误折磨自己。

5.**平等原则** 平等是礼仪的核心点,即尊重交往对象,以礼相待。对任何交往对象都必须一视同仁,给予同等程度的礼遇,不允许因为交往对象彼此之间在年龄、性别、种族、文化、职业、身份、地位、财富以及与自己的关系亲疏远近等方面有所不同,厚此薄彼,区别对待,给予不同待遇。但允许根据不同的交往对象,采取不同的具体方法,交往中要主动接受对方,同时注意自己的行为要能被对方所接受,不要随便评判别人。

6.**从俗原则** 由于国情、民族、文化背景的不同,要坚持入乡随俗,与绝大多数人的习惯做法保持一致,切勿目中无人、自以为是。尊重不同文化,尊重不同的风俗习惯,做到"进村问俗,入乡随俗"。

7.**真诚原则** 在人际交往中,务必诚信无欺,言行一致,表里如一。只有这样,自己在运用礼仪时所表现出来的对交往对象的尊敬与友好,才会更好地被对方理解并接受。

8.**适度原则** 在应用礼仪时,为了保证取得成效,必须注意技巧及其规范,特别要把握分寸,认真得体,不卑不亢,热情大方,有理、有利、有节,避免过犹不及。

六、礼仪规范的运用原则

礼仪品质是一定社会的礼仪原则和规范在人的思想和行动中的体现,是个人在礼仪行为中所表现出来的比较稳定的特征。个人除了要懂得礼仪规范及其一般原则外,还要懂得如何做到礼仪规范。

1.从自我做起 在礼貌方面要做到尊重他人、平等待人,使用文明礼貌用语、语气平和等。在礼节方面要做到热情主动、称呼得体、主次有序、有礼有节等。在仪表方面要做到讲究卫生、衣着得体、仪表端庄,忌蓬头垢面、姿势歪斜、抓耳挠腮,忌抠鼻孔、挖耳朵、剔牙齿、剪指甲、随地吐痰、乱弹烟灰等不卫生的动作。在仪式方面要做到遵守规则、遵守秩序,懂得基本的仪式常识、他国的仪式要求和风俗等。

2.从细节做起 文明礼仪体现在我们的一言一行中,在一些细小的环节上,更能体现出个人基本素质。在生活中,不管面对何人、身处何地,都要注重礼仪细节。如说话时要正视别人,不打断他人说话;与人交往要常用敬语、面带笑容;离开有人的房间时要轻声关门;在开会、听讲座、音乐会时要将手机调成震动;要尊重他人的宗教信仰、民族禁忌等。这些平时我们觉得不起眼的细节,往往会影响到个人形象及交往的效果。

3.从现在做起 我们在日常生活中往往会做出不符合礼仪的行为,之后会期待下次做得更好。与其等待下次,不如从现在做起,时刻反思自己,发现错误立即改正。如在办公室是否做到了接待热情、对人友善;在公共汽车上是否做到了主动给他人让座、使用文明用语;在公共场所是否做到了不乱丢垃圾、不大声喧哗等。

4.从内心做起 从内心做起是指从心里真正做到讲礼仪,并非表面的作秀装文明,没有从心里做到讲礼仪,就还没有真正做到自律,充其量也就是他律。礼仪讲究独善其身,在众人面前讲究卫生,独自一人时也不能随地吐痰;有警察时遵守交通规则,无人值守时也要做到文明开车;在自己熟悉的团体内能谦恭有礼,置身于陌生的环境时也要遵守公德。唯有内心做到讲礼仪,持之以恒,才能真正做个文明人。

‖ 个 人 篇 ‖

　　礼仪是个人生活行为规范和待人处事的准则,是个人仪表、仪态、待人接物等方面的具体规定,是个人道德修养、文化素养、品质教养等内涵的外在表现。

　　礼仪不只是个人行为,也是团体乃至国家的行为。医护个人礼仪体现的是一个人的修养,医护团体礼仪体现的是这个医护团体的形象,国家礼仪体现的是一个国家的文明程度,医护团体礼仪反映国家礼仪的一方面。

第一章　仪表礼仪

仪表是个人素养与形体给外界的整体感受。个人的素养在其自身的仪表仪态上会有很好的体现，一个具有很好教养的人往往是仪表端庄、仪态大方的人。在社会活动中，虽然是"人不可貌相"，但通常情况下，多数人不愿意与仪表不端、行为邋遢的人过多交往。

端庄的仪表是有素养的体现，更是对交往对象的尊重。与他人初次交往，优美的仪表一般会给对方留下一个较好的印象，良好的第一印象是成功的一半。第一印象的好坏一旦形成，短时间内一般难以改变。个人仪表不但影响交际效果，甚至会影响事业的成败。

仪表主要包括个人的容貌、姿态、表情、服饰、卫生等方面表现精神面貌的外观形式。仪表可以通过修饰、包装等美化手段来展示自然的优雅，弥补先天的不足。

仪表端庄要求做到：

1.**干净**　头发整洁大方、面部清洁卫生，身上无异味、异物，鞋子无泥土。

2.**整洁**　衣服无论新旧都要做到干干净净、整整齐齐，该扣的纽扣要扣好，该系的地方要系起来。这样做既是端庄仪表的表现，也是一种作风严谨的表现。

3.**文雅**　进入公共场合前避免饮酒和食用含有刺激气味的食物，若对方没有共同的爱好，尽可能不要抽烟。女士在工作或一般社交场合可以化淡妆，不要浓妆艳抹。若化妆技艺不高，宁可不化妆，也不可乱化妆而有损自身形象。

4.**美观**　着装打扮要符合常规的审美标准，做到和谐得体，自然朴实。

第一节　仪容礼仪

仪容是指人的容貌,是个人仪表的重要组成部分,包括发式、面容以及人体所有未被服饰遮掩而暴露在外的肌肤(如手部、颈部等)。

一、美发礼仪

头发处于人体的"制高点",是他人视线最先注意到的部位,其干净、整洁与否,他人一目了然。整洁大方的发式会给人留下神清气爽的印象,而头发杂乱无章或披头散发则会给人以萎靡不振之感。

美发,就是对头发进行护理与修饰。美发礼仪主要分为护发、做发和美发三部分。

(一)护发礼仪

医护人员的头发必须经常保持健康、秀美、干净、清爽、卫生、整齐的状态。这就要求:

1.重视头发的洗涤　保持头发干净、清洁的基本方法是按时进行认真洗涤。洗涤头发,最好是每日一次,并且贵在自觉坚持。洗涤头发,一是为了去除灰垢;二是为了清除头屑;三是为了防止异味;四是为了使头发条理分明。此外,它还有助于保养头发。要洗好头发,必须注意以下三个细节:

(1)水的选择:洗涤头发要选择酸碱适中的水质。各种矿泉水,包括含碱或含酸过多的矿泉水,均不宜用来洗头。同时控制水温也很重要,宜用40°左右的温水。

(2)洗发剂的使用:选用洗发剂,除了要使之适合自己的发质外,还应具有去污性强、营养柔顺发质、刺激性小、易于漂洗等优点。采用洗发剂洗头,一定要将其漂洗干净。

(3)头发的变干:洗头之后,最好令其自然晾干。这种做法,益于保护头发。电吹风迅速吹干头发时,温度不宜过高,否则会损伤头发。

2.重视头发的梳理 要使头发看上去整洁秀美、清爽悦目,必须认真梳理整齐,令其线条分明、层次清晰。梳理自己的头发,要注意三点:

(1)选择适当的工具:梳理头发,不宜直接使用手指抓挠,而应当选用专用的头梳、头刷等梳理工具。其主要目的是不会伤及头发、头皮。

(2)掌握梳理的技巧:梳头时用力要适度,用力不宜过重过猛;梳子与头发可形成一定的角度,以促使头发的形状起伏变化。

(3)避免公开的操作:梳理头发是一种私人性质的活动,若是在外人面前梳理自己的头发,使残发、发屑纷纷飘落的情景尽落他人的眼底,是极不文明的。

3.重视头发的养护 按照常人的审美标准,每一个人都理所应当拥有一头浓密的乌发。想要做到这一点,就必须重视头发的养护。养护头发,其实是标本兼治。

养护头发的"护",是指头发的保护。要保护好头发,就要避免接触强碱或强酸性物质,并尽量防止对其长时间暴晒。洗头时若使用洗发剂,可在洗头之后,酌情地采用适量的护发剂,或使用一些质量上好的发乳、发露、发油、发胶以及生发水、亮发蜡等等。

养护头发之中的"养",指的是头发的营养。"护"是治标之法,那么"养"则重在治本。真正要养护好头发,关键还是要从营养的调理与补充等方面着手。生活中,若辛辣刺激之物食用过量,将有损于头发。烟、酒对头发的危害,则尤为严重。应多吃蛋白质和富含维生素、微量元素的食物,尤其要多吃核桃一类的坚果,或黑芝麻一类的"黑色食品"。

(二)做发礼仪

经过修饰之后的头发,必须以庄重、简约、典雅、大方为其主导风格。不论是修剪头发,还是选择造型,医护人员都必须严格遵守上述要求。

1.**修剪** 头发的修剪,俗称理发,是对头发进行适当的修整,并以剪短到一定程度为主要特征。医护人员在修剪自己的头发时,有三个方面的问题应当引起重视:

(1)应当定期理发:根据头发生长的一般规律,男士以每半个月左右修理一次最为恰当,一般每次理发的间隔时间不宜长于一个月。

(2)应当慎选理发方式:理发具体又分为剪、刮、洗、染、吹、烫等各种不同的方式。医护人员对其中一些具体方式可以根据个人爱好进行自由选择。

(3)应当留意头发长度:理发是以剪短头发为其主要特征。医护人员的头发一般既不宜理成光头,也不宜留得过长。为了显示出医护人员的精明干练,同时也是为了方便其工作,通常提倡男士将头发剪得以短为宜。女士也提倡剪中短发,一般要求在工作岗位上头发长度不宜长过肩部,更不允许将自己的头发随意披散开来,若留披肩发,最好对其稍加处理,如将其挽起或束起来(图1-1)。男女头发都不宜过短,无特殊原因,不能剪光头。

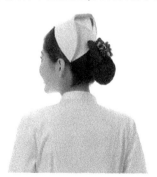

图1-1 束发

2.发型 即头发的造型,也叫发式。在现实生活中,发型不仅反映着个人修养与艺术品位,而且还是个人形象的核心组成部分之一。

医护人员在为自己选定发型时,除了受到个人品位和流行时尚的影响外,还必须对本人的性别、年龄、发质、脸形、身材、职业等因素加以考虑。

发型本身并无美丑之分,无论男女,只要选择的发型与自己的脸形、肤色、体型等相匹配,与自己的气质、职业、身份相吻合,与穿戴的服饰相统一,就能充分展示自己的美。

根据年龄、职业、身材、头型、脸形和发质等条件选择适合自己的发型,既可以扬长避短,又能提升个人的气质和魅力,充分展示仪容美。

(1)根据年龄选择:青年人的发型可以自由选择,中年人的发型以简单、大方和文雅为好,老年人的发型应以庄重、简洁为宜。

(2)根据职业选择:在工作场合,男性头发不能过长,一般要求前发不覆额,侧发不隐耳,后发不及领。宜选择传统的发式,不能过分时尚、前卫,男士不提倡烫发。发型可分为青年式、平头式、板寸式、背头式、分头式(如三七开、中分)等。女性发型宜庄重和保守,一般要求:一是以短发为主;二是看起来不要过分蓬松(长发应盘起);三是不要染彩发;四是头发不要遮住脸部,刘海不可过低遮住眼睛。

(3)根据身材选择:人的体形不同,发型的选择要求也不相同。男性的发型选择一般情况是:体胖、颈短、脸宽的中青年理平圆式、短长式较合适,可使头部显得长些,以弥补颈短、脸宽不足,其他以圆头式和中长式为佳。女性的发型选择要求就有些复杂了,多数情况下,身材高大的以中长发或长发式为主,身材高瘦的则以圆形发式为宜,身材高胖的应以保持椭圆发式为佳,身材矮小的宜留短发或将头发高盘于头顶。

（4）根据脸形选择：人的脸形一般可分为长脸、方脸、圆脸、椭圆脸以及其他脸形。

长脸形的人：男性选择分头式较好。女性应留刘海并下梳遮住额头，以减少脸的长度，两侧的头发要蓬松，从视觉上增加脸的宽度；宜选择微烫直发；也可用 7∶3 偏分或更偏一点，使脸看上去宽一点，短一点。

方脸形的人：男性可自由选择发型。女性可选择披发，让头发从中间分开披在两颊，也可用 4∶6 偏分，头部正面头发尽量松软，露出耳下的面部轮廓。发尾内收的发型最合适用于方脸发型的设计，线条柔和的微烫直发，使发型立显清新，在耳郭处的头发剪出些许层次，能使方脸线条变得温柔，整齐的发梢，干净利落。方脸因为颧骨较宽，还适合用偏分刘海修饰，遮挡住两旁较宽的颧骨，左右两边的头发长度不一，能够和脸形形成对比。

圆脸形的人：男性应选择平头式、板寸式等发型。女性则应将头顶部位的头发往顶部梳高，两鬓留有碎发以遮挡两颊，增加脸部的长度，也可 6∶4 偏分，使脸看上去窄一些。脸圆的女生不适合留齐刘海，最好的瘦脸方法就是偏分长刘海，利用发型卷曲的弧度修饰脸形。此外，圆脸形还可以选择微烫齐肩直发，将刘海的发际线梳出 Z 字形，增加发型的线条感，从小细节改善圆脸的线条。

椭圆脸形的人：无论男女都可以任意选择发型。女性可选择长卷发，蓬松质感的烫发让发型看起来更有厚度，更加自然；外翻的长刘海更贴合椭圆的脸形，凸显淡雅知性的感觉。

"由"字形脸的人：额窄而腮宽，俗称三角形脸。设计发型时，力求上厚下薄、顶发丰隆。双耳之上的头发可令其宽厚，双耳之下的头发则可限制其发量，前额不裸露在外。

"甲"字形脸的人：额宽而颚窄，俗称倒三角形脸。做发时，宜选短发型，并露出前额。双耳以下的头发容量宜适当增多，但切勿过于丰隆或垂直，选择不对称式的发型，效果通常不错。

"六边形"脸的人:主要特征是颧骨突出,做发时,避免直发型,并遮掩颧骨。在做短发时,要强化头发的柔美,并挡住太阳穴。做长发,则应以"波浪式"为主,发型轻松丰满。

(5)根据发质选择:根据年龄、职业、身材和脸形等条件来选择适合自己的发型,虽然看起来都比较合理,但发质如果不适合,也不会有好的效果。

除以上几种选择方式外,还应该注意一些个体差异。如中年以上秃鬓、谢顶的男士以"背头"式为好,具有知识分子的气质;中年以上女士以直发类的弧式和平直式较好,显得庄重、素雅;矮胖、圆脸青年女士以发辫为佳,可以使体型显得修长,弥补矮胖不足;瘦长、脸窄的青年女性可以选择卷发式,可使面部和颈部显得修长、雅致、大方。

医护人员不管为自己选定了何种发型,在工作岗位上都绝对不允许在头发上滥加装饰之物。一般情况下,不宜使用彩色发胶、发膏。男士不宜使用任何发饰。女士在有必要使用发卡、发绳、发带或发箍时,应使之朴实无华,其色彩宜为蓝、灰、棕、黑,不带任何花饰。绝不要在工作岗位上佩戴色彩鲜艳或带有卡通、动物、花卉图案的发饰。

爱掉头发或头屑过多的人,出门之前要对自己的头发加以精心的梳理和检查,并将头顶上、脸上、衣服上、眼镜上,特别是肩背上的落发、头屑等认真清理干净。

(三)头发的美化

按照礼仪规范的要求,医护人员在为自己美发时,必须遵守下列具体的规范。

1.护发 在护发方面,医护人员要给予高度的重视。要正确地护发,一是要长期坚持;二是要选择好护发用品;三是要采用正确的护发方法,三者缺一不可。

2.染发 医护人员重点要考虑本人染发有无必要,中国人历来以黑发为美。假如自己的头发早生白发或长有一头杂色的头发,将其染黑通常是必要的。医护人员不能为了追随时尚,有意将自己头发染成其他颜色。

3.烫发 烫发方面,医护人员可以采用此种方法为自己做出一些端庄大方的发型。选择烫发的具体造型,医护人员应当切记,不要将头发烫得过于繁乱、华丽、美艳。

4.假发 医护人员应当明确,只有在自己的发部出现掉发、秃发时,才适于佩戴假发,以弥补自己的缺陷。出于妆饰方面的原因而佩戴假发,通常不宜提倡。

二、面容礼仪

面容是人的仪表之首,面容的好与坏留给对方的感觉非常直观,适时对自己的面容进行清洁和适当的修饰尤为必要。

(一)修饰规范
面部修饰应当遵守洁净、卫生、自然的总体原则。

1.洁净 医护人员在工作场所务必要保持自己的面部干净、清爽。

2.卫生 医护人员在进行个人面部修饰时,首先要关注自己面容的卫生健康状况,经常用温水洗脸,清除附在面部的污垢、汗渍等不洁之物。平时多吃水果、蔬菜,多喝水,以保持足够的水分,防止皮肤粗糙干燥。保证足够睡眠,使面部看起来红润,有精神。

3.自然 面部的修饰要讲究美观,更要讲究合乎常情。做到"秀于外"而"慧于中"。

(二)局部修饰

1.眉部的修饰 眉毛和发型一样受到脸形的制约。正确的眉型会改善脸部的轮廓。恰到好处的眉弓使人看起来更年轻,更有活力,更吸引人。眉部修饰重点注意下列三个问题:

(1)眉形的美观:眉形美观与否,对任何人都很重要。大方美观的眉形,不仅形态正常而优美,而且还应当又黑又浓。对于那些不够美观的眉形,诸如残眉、断眉、竖眉、"八字眉",或是过淡、过稀的眉毛,必要时应采取措施,进行修饰。根据自己的脸形和五官选择适合自己的眉型。

方脸形:特点是有棱角的脸,方下巴。根据互补的原理,方脸适合的眉型不能太有棱角,眉弓部分要有圆润柔和的美感。

长脸形:特点是额头高,下巴长。长脸会给人以垂直和拉长的感觉。所以,横向拉长眉毛就会弥补了下垂的视觉效果,最好把眉弓延长定位在外眼角上方,拖长眉尾。但也要注意把握尺寸,因为太长的眉尾会加强眼睛的下垂感。

圆脸形:特点是上下均匀的圆盘形。圆脸的优点是看起来年轻,但缺点是缺乏焦点和个性,所以一个鲜明的眉峰可以给整个脸带来结构感,拱形较高、棱角分明的眉型很适合圆脸。

椭圆脸形:特点是宽额头,下颚线条流畅。椭圆脸比例完美,所以只需一条匀称平衡眉毛的点缀,无需太鲜明的眉弓。

心形脸形:特点是上宽下窄。心形脸额头宽而下颚小,所以需要突出眉毛的存在。较为浓密并且整齐的眉毛能够加强上半张脸的结构感,平衡小下巴的不足,使整张脸大气起来。

无论什么脸形,在选择眉型时都需要遵守下面这三个眉毛黄金守则。①眉头需要画在与鼻梁对齐的位置。找到眉头的位置,只需要用铅笔(眉笔)垂直放在鼻梁两侧,延伸到眉毛的地方就是了。②眉弓应该从眉头到眉尾方向的2/3处开始画,若从中间开始拱起的眉毛很不美观。③不要缩短(拔)眉毛,眉尾至少应该在鼻子到外眼角的斜线结束。

(2)眉毛的梳理:拥有美观的眉形,平时还要注意认真梳理,真正做到完美无缺。养成每天上班前在进行面部修饰时梳理眉毛的习惯。

(3)眉部的清洁:在洗脸、化妆以及其他可能的情况下,都要特别留意一下自己的眉部是否清洁,防止在自己的眉部出现诸如灰尘、皮屑或是掉下来的眉毛等异物。

2.眼部的修饰　眼睛是别人注意最多的地方,要及时清理眼角分泌物和眼部的异物,并让眼睛能够得到足够的休息,保持眼睛洁净明亮。眼部修饰主要包括三个方面:

(1)眼部的保洁:最重要的是要及时清除自己眼角上不断出现的分泌物。

(2)眼病的防治:眼部生病不仅会传染他人,而且看起来也影响他人情绪,所以医护人员要特别注意眼病的预防和治疗。

(3)眼镜的佩戴:对医护人员来讲,工作岗位上佩戴眼镜,有三点注意事项:

注意眼镜的选择:所选择的眼镜款式要与自己的工作性质、工作环境以及年龄、性别、身份相符合。

注意眼镜的清洁:戴眼镜的人,一定要坚持每天擦拭眼镜。

注意慎戴墨镜:墨镜,即太阳镜,主要适合人们在室外活动时佩戴,以防止紫外线损伤眼睛。在室内工作时如果佩戴墨镜,是不适当的(特殊行业除外)。

3.耳部的修饰　耳朵有时是洗漱遗忘的角落。平时在洗脸、洗头、洗澡的时候,对耳朵要适当地清洗,保持耳朵的整洁。耳部修饰,需要注意两个问题:

(1)耳部的除垢:须定期进行耳部的除垢,不过一定要注意,此举不宜在工作岗位上进行,特别是不要在公共场合掏"耳屎"或挖耳孔。

(2)耳毛的修剪:人到了一定的岁数,特别是男士,耳孔周围便会长出一些浓密的耳毛。一旦发现此种情况,应及时进行修剪,不然会影响美观。

4.鼻部的修饰　保持鼻腔清洁,不能有异物外现和鼻涕外流,经常修剪鼻毛,不让鼻毛长出鼻孔外,公共场合不要做挖鼻孔、拧鼻子和拔鼻毛等不雅动作。鼻部修饰的重点是:

(1)鼻涕的去除:应当注意,切勿当众以手去擤鼻涕、挖鼻孔、乱弹或乱抹鼻垢,更不要用力将其吸入腹中。有必要去除鼻涕时,宜在洗手间或无人的场所进行,以手帕或纸巾进行辅助,尽量控制响声。

(2)"黑头"的清理:鼻部周围毛孔较为粗大。在清理这些有损个人形象之物时,切勿乱挤乱抠,造成局部感染。平时要认真清洗,也可用专门的"鼻贴"帮助处理。

(3)鼻毛的修剪:鼻毛长到一定的程度,会冒出鼻孔之外,男士尤为突出。一经发现其超长,即应对其进行修剪。一定要牢记,千万不要当众用手去揪拔自己的鼻毛。

5.口部的修饰 嘴巴在社交活动中是与他人交流的最重要工具,是面对面交谈时对方注视最多的部位,保持口腔清洁相当重要。一是注意口腔的护理,保持牙齿洁白、口气清新,注意做到坚持餐后漱口、清除异物,出席公共场合时忌食蒜、韭菜等带有刺鼻气味的食物。二是注意禁止异响,在社交场合禁止发出咳嗽、喷嚏、哈欠、打嗝、清嗓、吐痰、吸鼻和撮嘴等声响,若不小心发生了异响,要向别人表示歉意。三是注意嘴角的清洁,包括及时清除餐后和长时间讲话嘴角留下的异物,将嘴角须毛清理干净。口部修饰主要包括:

(1)刷牙:口腔不够洁净,便会产生口臭。防止嘴中异味,最好的办法就是要认真刷牙。要做到每天刷三次牙,宜在餐后三分钟进行刷牙,每次刷牙的时间不少于三分钟。

(2)洗牙:维护牙齿除了要做到无异物、无异味之外,还要注意保持牙齿洁白,并且及时地去除有碍于口腔卫生的牙石。一般来讲,成人半年左右应洗牙一次。

(3)禁食:在工作岗位上,为了防止自己的口中因为饮食原因而产生异味,应避免食用一些气味过于刺鼻的饮食。主要包括葱、蒜、韭菜、烈酒、香烟等。

(4)护唇:当一个人闭口不言时,其嘴唇通常极为惹人注目。因此,医护人员平时应有意识地呵护自己的嘴唇,重点是防止唇部开裂、爆皮等。

（5）剃须：男性若无特殊的宗教信仰或民族习惯，一定要坚持每日上班之前剃须，切忌胡子拉碴地在工作岗位上抛头露面。医护女性若是由于内分泌失调而在唇上生出一些过于浓密的汗毛，也应及时清除干净。

6.颈脖的修饰　与耳朵一样，颈脖的保洁往往没有得到应有的重视。颈脖的修饰，主要是保洁，尤其是脖后、耳后容易藏有污垢，给人以不雅的感觉。

第二节　肢体修饰礼仪

肢体，即四肢。具体来讲，就是人的手臂、腿脚。在人际交往中，人们的肢体因其动作最多，而备受关注。因此，肢体的修饰非常必要，这样就产生了肢体修饰礼仪。

一、手臂的修饰

在社会交往中，除面部、颈部以外，手是他人关注的另一露在服饰之外的重要部位。与人握手、递拿东西、交流手势等，都直接展示在他人面前。一双清洁、柔软的手，能增添对方的好感，增加一份信任。因此，重视对双手的保护和美化显得十分必要。

（一）常洗手

常洗手是保持手部清洁的基本要求，在某种程度上反映了一个人的精神风貌。

（二）勤修指甲

蓄留长指甲会给人以不卫生的感觉。要经常对指甲进行修剪，最好不要超过指尖，要养成"三天一修剪、每天一检查"的良好习惯，并且要坚持不懈。另外，不要当众修剪指甲，更不要用牙齿去啃咬指甲。

（三）美化指甲

为了养护指甲，允许医护人员休闲时使用无色指甲油。涂抹指甲油是美化指甲最基本的方法之一,但色彩的选择一定要谨慎,不可随心所欲。无特殊需要,不要把指甲涂得大红大紫。工作场合不宜涂指甲油。

(四)医护人员手臂修饰需要重视以下两点:

1.手臂的保养 医护人员工作中手臂运用较多,重视保养自己的手臂,尤其是要保养好自己的双手。注意个人卫生,防患于未然,避免出现粗糙、破裂、红肿、生疮、癣斑,或者创伤不断,更不要以有伤病的手接触患者。

2.手臂的保洁 工作中,医护人员的手臂干净与否至关重要,直接反映其工作的态度,有时会影响到工作对象的情绪。手臂保洁的首要问题是手臂的清洗,要做到六洗:一是上岗之前;二是手脏之后;三是接触精密物品或食物入口之前;四是规定洗手之时(如手术);五是上卫生间之后;六是下班之前。

在一些特殊的工作岗位上,为了卫生保洁,按规定医护人员还必须戴上专用的手套,忘记戴或有意不戴,都是坚决不允许的。

二、腿脚的修饰

(一)下肢的清洁

下肢清洁应注意三个细节,即勤于洗脚、勤换袜子、勤换鞋子。

(二)下肢的遮掩

医护人员在工作中,需要以自己的服装与鞋袜,适当地对自己的下肢进行必要的遮掩。一般来讲,在选择服装与鞋袜时应认真做到"四不"。

1.不光腿 医护人员的下肢如直接暴露在他人的视线之内,则最好不要光腿。男性如果光腿,只会令他人对他的一双"飞毛腿"产生厌恶。而女性光腿,则通常会被理解为是在成心向异性显示自己的性感和魅力。

2.不光脚 根据常规,医护人员在工作时,通常不允许赤脚穿鞋,一定要穿袜子。这既是为了美观,也是为了在整体上塑造医护人员的形象。

3.不露趾 医护人员在选择鞋子时,不仅要注意其式样、尺寸,还须特别注意,在穿上鞋子之后,不论是否穿有袜子,都不宜让脚趾露在外面。

4.不露跟 与不允许露趾一样,医护人员在工作岗位上暴露自己的脚后跟,也会显得过于散漫。因此,医护人员通常不应当穿着无后跟的鞋子,或让脚后跟裸露在鞋子的外面。

(三) 下肢的美化

对下肢进行美化时,需要注意以下三个方面的问题。

1.处置腿毛 少数女性的腿部会长出一些腿毛,穿裙子时,最好将其剃除,或选择色深而不透明的袜子来遮掩。

2.修剪趾甲 医护人员应当切记,要像经常检查、认真修剪手指甲一样,经常检查并认真修剪自己的脚趾甲。

3.忌化彩妆 许多时尚女性对于在脚部化彩妆,即在脚趾甲上涂抹彩色趾甲油的做法十分推崇。但是,这对于医护女性在工作场合是不太合适的。

第二章　化妆礼仪

化妆是采用必要的技术手段进行规范的形象修饰，是一种通过对美容用品的使用，有意识、有步骤地来修饰自己的仪容，美化自我形象的行为。

第一节　化妆基本规则

一、化妆原则

医护女性在工作场合必须遵守相应的化妆原则，一般包括五个方面。

1.淡雅　医护女性在工作场合一般都应当化淡妆，即指淡雅的化妆，亦即人们常说的自然妆。医护女性化妆基本要求是自然大方，朴实无华，素净雅致。

2.简洁　一般情况下，医护女性化妆时，修饰的重点主要是嘴唇、面颊和眼部(包括眼睛、眉毛)。

3.适度　医护女性的工作妆必须适合自己本职工作的实际需要，而且要切记化妆的程度要适当。要根据自己具体的工作性质，来决定化不化妆和应该如何化妆。

4.庄重　社会对医护女性的化妆定位，以庄重为主要特征。一些社会上流行的化妆方式，诸如金粉妆、日晒妆、印花妆、颓废妆、鬼魅妆、舞台妆、宴会妆等，都不宜医护女性在工作场合所采用。不然，就会使人觉得轻浮随便，甚至是不务正业。

5.避短　医护女性化妆，既要扬长，充分展示自己的优点，更要避短，认真掩饰自己所短并弥补自己的不足。必须认识到，化妆虽然是扬长避短,但是重点应该在于避短,而不是扬长。

二、化妆功能

对医护女性来说,工作场合淡妆上岗主要有两个功能。一是有助于使其形象更为鲜明、更具特色,也为单位塑造了好的形象。二是对服务对象的尊重,是取得对方信任的一种手段。

三、化妆用品

化妆是一种艺术性、技巧性很强的系统工程。学习化妆,首先必须对化妆品有一定的正确认识。化妆品可以划分为四种类型。

(一)润肤型化妆品

润肤型化妆品的主要功能是护理面部、手部以及身体其他部位的皮肤,使之更为细腻、柔嫩、滋润。这类化妆品常见的有香脂、乳液、洁面霜、润肤蜜、雪花膏等等。

(二)美发型化妆品

美发型化妆品的主要功能是护发、养发以及美发。常见的有香波、润丝、发蜡、发乳、发油、发胶、摩丝、啫喱水、冷烫液、染发水、生发水、弹力素等。

(三)修饰型化妆品

修饰型化妆品的主要功能是通过在面部适当部位的着色,为人们扬长避短,使化妆者看起来更加亮丽生辉。最常见的修饰型化妆品有粉饰、油彩、唇膏、眉笔、眼影、睫毛膏、化妆水等。

(四)芳香型化妆品

芳香型化妆品的主要功能是添香祛臭、芬芳宜人。有的还兼有护肤、护发和防止蚊虫叮咬等作用。但由于医护人员的工作特殊性,芳香型的化妆品在工作之余使用比较适宜。常见的有香水、香粉、香粉蜜、花露水、爽肤水等。

关于香水。根据香水中香精的含量与香气持续的时间,香水可分为四种类型：

1.浓香型香水　又称香精，香精含量为15%～20%，香气可持续5～7小时，适合人们出席宴会、舞会时使用。

2.清香型香水　含香精10%～15%，香气可持续5小时左右，适合于一般性交际场合应酬使用。

3.淡香型香水　其香精含量为5%～10%，香气持续的时间为3～4小时，适合上班时使用。

4.微香型香水　含香精5%以下，香气持续时间1～2小时，主要用于浴后或健身运动时使用，通常不能乱用。

第二节　化妆技巧

一、化妆步骤

进行一次完整而全面的化妆，其程序与步骤也有一定要求。一般可分为十步。

(一)沐浴

沐浴时使用沐浴液，浴后用润肤蜜保养、护理全身肌肤，并注意手部护理。

(二)做头发

在沐浴时，使用香波洗头。浴后低温吹干头发，定型。

(三)洁面

彻底清洁面部。再在脸上拍上适量的化妆水、乳液，为化妆做好准备。

(四)涂敷粉底

先用少量的护肤霜，以保护皮肤免受其他化妆品的刺激。接下来，在面部的不同区域使用深浅不同的粉底，使妆面产生立体感。完成之后，再使用少许定妆粉，来固定粉底。此过程需要注意三个细节：①选择粉底霜的色彩要与自己的肤色相协调。

②打粉底时一定要借助于毛刷,并且要做到取用适量、涂抹细致、薄厚均匀。③切记脖颈部位也要打上一点儿粉底,勿使自己面部与颈部"泾渭分明"。

(五)描眉画眼

1.描眉形 包括修眉、拔眉、画眉,在描眉时有四点需要注意:①先要进行修眉,按照自己拟定的眉形,以专用的镊子拔除那些杂乱无序的眉毛。②描眉要描出整个眉形,必须要兼顾本人的性别、年龄与脸形。③在具体描眉形时,要对逐根眉毛进行细描,忌讳一画而过。④描眉之后应使眉形具有立体之感,所以在描眉时通常都要在具体手法上注意两头淡,中间浓,上边浅,下边深。

2.画眼线 沿着睫毛的根部,画好眼线,一般眼线画得紧贴眼睫毛。具体而言,画上眼线时,应当从内眼角朝外眼角方向画;画下眼线时,则应当从外眼角朝内眼角画,并且在距内眼角约1/3处收笔。应予重点强调的是,在画外眼线时,特别要重视笔法,最好是先粗后细,由浓而淡,要注意避免眼线画得呆板、锐利、曲里拐弯。画完之后的上下眼线,一般在外眼角处不交合。上眼线看上去要稍长一些,这样才会使双眼显得大而充满活力。

3.睫毛造型 运用睫毛器、睫毛膏,对眼睫毛进行"加工"、造型。

4.涂眼影 通过涂眼影来为眼部着色,加强眼睛的立体感。涂眼影应当注意:①要选对眼影的具体颜色。过分鲜艳的眼影,一般仅适用于晚妆,而不适用于医护人员的工作妆。对中国人来说,化工作妆时选用浅咖啡色的眼影,往往收效较好。②要施出眼影的层次之感。施眼影时,最忌没有厚薄深浅之分。由浅而深,层次分明的眼影,有助于强化化妆者眼部的轮廓。

(六)美化鼻部

根据鼻子的外形,选择色彩深浅不同的颜色涂抹鼻子侧影,改变鼻形的缺陷。

(七)打腮红

使用胭脂扑打腮红的目的,是为了修饰美化面颊,使人看上去容光焕发。涂好腮红之后,应再次用定妆粉定妆。扑打腮红时需要注意:①要选择优质的腮红。若其质地不佳,便难有良好的化妆效果。②要使腮红与唇膏或眼影属于同一色系,以体现妆面的和谐美。③要使腮红与面部肤色过渡自然。正确的做法是,以小刷沾取腮红,先上在颧骨下方,即高不及眼睛、低不过嘴角、长不到眼长的1/2处,然后才略作延展晕染。④要扑粉进行定妆。在上好腮红后,即应以定妆粉定妆,以便吸收汗粉、皮脂,并避免脱妆。扑粉时不要用量过多,并且在颈部也要扑上一些。

(八)修饰唇形

先用唇笔描出唇型,然后填入色彩适宜的唇膏,使其红润生色。嘴唇的形象决定一个人的表情。嘴角部分上翘会在脸上增加些许亲切的笑意。反之,则给人一种有怨气的感觉。颜色选择,一般是穿套装时,唇彩应该与服装的主色调或主要的饰物色彩相同或相近;唇彩也可与指甲油颜色相同;戴彩色丝巾,唇部可用粉色色彩。修饰唇形时需要注意:

1.描唇线　先确定好理想的唇形。唇线笔的颜色要略深于唇膏的颜色。描唇形时,嘴应自然放松张开,先描上唇,后描下唇。在描唇形时,应从左右两侧分别沿着唇部的轮廓线向中间画。上唇嘴角要描细,下唇嘴角则要略去。

2.填涂唇膏　唇形描好后,填涂唇膏。选择唇膏时,女性既可以选彩色,也可以选无色,但要求其安全无害,并要避免选用鲜艳古怪之色,男性则宜选无色唇膏。填涂唇膏时,应从两侧涂向中间,并使之均匀且不超出早先用唇线笔画定的唇形。

3.仔细检查　涂毕唇膏后,要用纸巾吸去多余的唇膏,并细心检查一下牙齿上有无唇膏的痕迹。

(九)喷涂香水

医护人员在工作岗位上喷香水,可能对病人有影响,最好在工作之余使用。喷涂香水主要是为了掩盖不雅的体味,而不是为了使自己香气袭人,这一点很重要。医护人员喷香水需要注意:①不应影响本职工作,或有碍于人。②选气味淡雅清新的香水,并与所使用的其他化妆品香型大体一致,以免"窜味"。③切勿使用过量,产生适得其反的效果。④应当将其喷在或涂抹于适当之处,如外衣内侧、衣领、拎包等处,千万不要将其直接喷在内衣、头发或皮肤等其他易于出汗之处。⑤接触易过敏的病人时不能使用。

(十)修正补妆

检查化妆效果,进行必要的调整、补充、修饰和矫正,结束化妆。

无论是什么人、什么性别,准备在什么场合抛头露面,其化妆的步骤,大致都是在上述步骤的基础上增减变化。故此,可以称之为医护女性化妆的基本步骤。

医护女性应当对自己面部与手部的皮肤百般爱护,除多加清洗和使用适当的化妆品外,有条件的还应定期进行皮肤按摩。

二、化妆规则

医护人员在岗位上美容化妆,应当遵守相应的规则:

1)在工作岗位上,应当以化淡妆为主,即"淡妆上岗"。工作妆要求以淡为主,目的在于不过分地突出医护人员的性别特征,不过分地引人注目。如果一位医护女性在工作场合,妆化得过于浓艳,往往会使人觉得她过分招摇和粗俗。

(1)男士工作妆:一般包括美发定型,清洁面部与手部,并使用护肤品进行保护等几项内容。

(2)女士工作妆:在男士工作妆基础上,还需要使用相应的化妆品略施粉黛、淡扫蛾眉、轻点红唇,恰到好处地强化可以充分展现女性光彩与魅力的面颊、眉眼与唇部。

2)在工作岗位上,应当避免使用芳香型化妆品。如果不影响工作可以使用(如不接触病人的医护人员),但不能过量。通常认为,与他人相处时,自己身上的香味在一米以内能被对方闻到,不算是过量。

3) 在工作岗位上,应当避免当众化妆或补妆。医护女性若公共场合有必要化妆或补妆,可选在洗手间或其他无人处进行。

4) 在工作岗位上,应当力戒与他人探讨化妆问题。不允许在工作岗位上,介绍自己化妆的心得,也不许评价、议论他人化妆的得失。因为每个人的审美观未必一样。

5) 在工作岗位上,应当力戒自己的妆面出现残缺。用餐之后、饮水之后、休息之后、出汗之后、沐浴之后,一定要及时地补妆。妆面一旦出现残缺,不仅会直接有损于自身的形象,更重要的是,它还会使自己在他人眼中显得做事缺乏条理、为人懒惰、邋遢、不善自理。所以,医护女性发现妆面出现残缺后,要及时采取必要的措施,重新进行化妆,或者对妆面进行修补。

6) 不熟悉化妆之道的,医护人员即使不化妆,只要保持清爽的素颜,也要比自己贸然化妆,化妆出错,让人贻笑大方要好得多。

三、掩饰脸形的不足

世界上没有一个人是十全十美的。你大可不必懊恼自己的脸形或五官不标准,因为即使存在不符合标准的部分,也完全可以用化妆的技巧来改善,使自己不符合标准的部分具有个性美。

(一) 圆脸形

1.化妆　加强面部的立体塑造,在涂粉底时,可用较深的粉底涂面部两侧,在额部、鼻梁、下巴处涂明亮色。鼻侧影略向眉头部位揉擦,以抬高鼻根,使鼻型挺拔。眉毛作上挑圆弧形描画。眼影不宜用浅亮色,深色眼影可使面部凹凸加强。

2.发型　适合于直线型长发或高耸型盘发。

3.服饰　长方领及"V"型领均适合于圆脸形,避免穿大圆领或小圆领。紧围脖领的短项链不适合圆脸形的人,可选择长而下垂的项链、有挂件的项链及菱形、长形带坠耳环。

(二)方脸形

1.**化妆** 底色不宜太浅,色彩沉着的底色加上红褐色的腮红,会使方脸有结实感。眉型可以是略粗的呈角度弧形,避免又细又弯的眉毛与方脸形的轮廓线形成较明显的对比。眼影与唇膏的颜色可以鲜明一些,用强调五官来减弱方脸的轮廓。

2.**发型** 不适宜留与腮帮一样齐的直发,因为笔直的头发与棱角分明的脸廓硬线条组合在一起,无疑会扩大方脸的缺陷。略有波浪的柔软型长发可以掩饰突出的下额角。圆柔的短发型,垂肩的中长发型,都比较适合于方形脸。

3.**服饰** 不宜穿大圆领或领口紧闭的衣服,因为大圆领与方脸形成明显的对比,紧闭的领口会衬托下颌使方脸的轮廓清晰。着"V"型领及"一"型领服装比较合适。耳环可选用较大的、悬吊型的或紧贴耳垂的,这样可以使脸形显得细俏一些。

(三)长脸形

1.**化妆** 可选择较浅淡的自然型粉底,腮红用淡红色,从颧骨的中心往耳朵方向推抹成扇形。在下巴、额头上也可略施暖色调阴影色。眉毛修饰成向脸部两侧横向发展的平弧状缓和曲线。使用睫毛膏染外眼角睫毛。总之,化妆上采用的线条与色彩,都应当横向引导来造成视觉错觉,以便使长脸形有所改观。

2.**发型** 长脸形的人往往显得老成。从头、面部的大轮廓来看,长有余而宽不足,弥补的方法多是利用发型来调整比例。选择发型时,应避免直长发和盘髻发式,这些易加强长度,而蓬松的卷发或留齐眉刘海的童花式等,都会在视觉上加强脸宽。如果戴圆形帽或宽帽缘效果也不错。

3.**服饰** 不宜穿领口很低的圆领及"V"型领的服装,因为领口线条的分割使脖子与脸形成一体,看上去更长。而高圆领及横向开领,有助于弥补长脸的不足。项链以不带挂件的圆形的为好。耳环要避免长条型或悬吊型。

（四）小脸形

1.化妆 用浅色粉底可使脸部面积显得宽阔,腮红可选用浅桃红、淡红。眉毛、眼睛、嘴唇的颜色可适当明朗,线条的描画清晰,使修饰过的五官显得眉清目秀。

2.发型 具有蓬松感卷发、中长发、长波浪等发型,能使头部显得饱满,从而与身材协调,紧贴脸部的发型、短直发、运动式短发、直线型长发等,对于小脸形均不适宜。

3.服饰 不宜穿着领口宽大或大衣领服装,少用或不用垫肩,也不宜穿领口紧闭的服装。耳饰太大或太小都不适合,以中等大小为宜。

（五）大脸形

1.化妆 选用比自己原来肤色偏深一些的粉底作为底色,因深色比浅色有收缩感,面部的两侧可以涂一些能与底色衔接的阴影色。额部、鼻梁、下巴涂上明亮色,但也需要与底色自然相接。这样,首先形成脸部大的起伏,再用鼻影使脸部唯一的纵长结构更具立体感,鼻侧影的颜色比肤色略深,并应和眼影色融合。眼睛做重点刻画,加上眉毛与嘴唇的衬托,使五官明艳清晰,以此来减弱脸庞轮廓线的印象。

2.发型 脸庞大的人,容易使头与身材的比例不协调,比较合适的发型是简洁流畅的短发,飘逸的直长发以及能遮掩脸廓的发式。

3.服饰 衣服的领口线条以简洁明快为好,少加或不加花边,"V"型领是较为理想的样式。如若佩戴项链、耳环,亦以长型饰物为佳。

四、不同年龄段的女性化妆

1.青年女性 宜自然为美,给人以青春朝气、不加修饰的感觉。化妆重点宜突出两颊和嘴唇,不宜描重眉、涂眼线和涂较夸张的粉底,应突出清淡自然、似有若无的自然美,忌浓妆艳抹。

2.中年女性 以淡雅为原则,应视五官不同情况强调优点、掩饰缺点。选择稍带粉红色调的粉底,以增加面部的青春气息。香粉则应是淡紫色调,叫令皮肤色泽更柔和白皙。腮红以脸颊最高处的笑肌施以涂搽,腮红色调宜与自然肤色相近,追求清新淡雅的效果。

3.老年女性 面部普遍有皱纹,化妆重点在于掩饰。可选用稍暗色调的粉底,在皱纹地方轻抹。应沿着皱纹纹路的起向轻涂,忌用垂直手法涂抹粉底,会使粉底滞留皱纹之中,使皱纹更为明显。为了掩饰皱纹,首先降低皮肤的亮度,再使用质好细腻的香粉扑面,突出自然、优雅。

化妆的浓淡程度要考虑时间、场合、身份等条件,在自然光线下,略施粉黛即可。参加晚间活动,夜色朦胧,无论妆扮浓淡众人都会接受。外出旅游或参加运动时,不要化浓妆,否则在自然光线下显得很不自然。

第三章　服饰礼仪

服饰是一种文化,它可以反映一个民族或一个国家的文化素养、精神面貌和物质文明的发展程度;服饰是一种无声的语言,在一定程度上反映一个人的社会地位、爱好、性格、心理状态、文化素养和审美品位等多种信息,是一张特殊的"身份证"。

服饰既具有遮体防寒的功能,又具有美化人体的作用。穿什么样的服饰,往往可以表现什么样的人格,直接关系到别人对其个人形象的评价。医护人员根据不同场合穿着得体美观的服饰能够打造良好的个人形象,愉悦心情,从而以饱满的精神面貌投入工作。

第一节　服饰穿戴原则

一、TPO 原则

TPO 是英文 Time(时间)、Place(地点)、Object(目的)三个单词的首字母缩写。

1.时间　是线型概念,泛指早晚、季节、时代等。着装要注重时间的变化,顺应自然环境,合上时代的节拍。

2.地点　是面的概念,是指地方、场所、位置等。着装要因地制宜,要考虑目的地的文化背景、地理环境、历史条件、风俗人情等因素,注意穿戴服饰与周围环境的和谐。

3.目的　是线面兼容的概念,是指穿戴服饰的意图和追求,要根据具体情况选择穿戴的服饰。

二、整洁性原则

整洁就是整齐和清洁,衣服不论其质量好坏,新旧如何,都要做到端正、妥帖,衣服要洗干净,每粒扣子都要扣好。这样,即使衣服朴素,样式陈旧,质料一般,也会给人以清新、高雅之感。

三、端庄大方原则

端庄大方是指服装式样要求庄重、明快和自然。色彩不宜太鲜艳、太刺眼,应以素雅、含蓄为好。医护人员如果打扮得花枝招展、浓妆艳抹,会影响工作效果。

四、符合身份原则

在社会生活中,每个人都扮演着不同的社会角色。不同的社会角色就有不同的社会规范,穿戴服饰尽量要与自己的角色相吻合。着装要与身份、性别、年龄相符,年轻人应将自己打扮得鲜艳、活泼、随意一些,体现青春朝气。中老年人着装则要注意庄重、雅致、整洁,展示成熟美,漂亮的服饰与个人的角色特征相吻合,凸显服饰魅力。

五、扬长避短原则

服饰选择要与自身条件相协调,必须充分了解自身条件,正视不足,才能扬长避短,美化自己。如体型丰满的人应选择小花纹、直条纹的衣料,最好是冷色调,达到显瘦的效果。款式上,力求简洁,中腰略收,后背扎一中缝为好。脖子比较粗短的,不穿高领衫和关门领衣服,宜穿 V 字领衣服,可以从视角上达到增长脖子的效果。体型较瘦的人宜选择色彩鲜明、大花案以及方格、横条的衣料,给人以宽阔、健壮的视觉效果。腰比较粗的女士不能穿露脐装,否则露出一圈囊肉,不雅观。腿较粗的女士,不到万不得已不要穿紧身装和超短裙,可以选择穿长裙。再如横条纹、淡色系、百褶裙等在视觉上有增肥的效果,而斜纹裙、高腰裙、紧身裙等在视觉上则有瘦身的效果。

六、区分场合原则

1.工作场合 一般是庄重保守。有条件的要穿职业装。办公场所要穿软底鞋,尽量不穿走动发出响声的高跟鞋,更不能穿拖鞋。

2.社交场合 要穿正装。女士要穿裙子(套裙)、旗袍等,一般不穿裤装,裤装被认为是便装或工作服。男士应穿西装、中山装、唐装等。

3.休闲场合 一般是休闲自然。宜穿便装和休闲装,若西装革履很难与别人打成一片。

日常着装八忌

1.忌脏 衣服无论新旧,穿着时要洗涤干净,熨烫平整,衣服上不能有污垢和褶皱。

2.忌破 出现衣服裂缝、口袋乍线、领袖毛边等情形,要及时修理。

3.忌乱 不要卷袖子、敞扣子、挽裤脚,不要冬装夏穿、内衣外穿、饰物乱配等。

4.忌杂 服装色彩搭配要遵守常规,不能使人眼花缭乱。

5.忌露 职业着装要求不能露出胸毛、乳沟、肚脐、脊背、腋毛、腿毛等。

6.忌透 工作场所、办公室里着装,不能让内衣、背心、文胸、内裤等一目了然。

7.忌紧 衣服过于紧身,使内衣、内裤的轮廓现形,不文雅,也不庄重。

8.忌异 职业着装要庄重自然,不宜穿着过分华丽、乞丐装等。

知识链接

七、尊重常规原则

(一)男士社交场合着装

1.不穿尼龙丝袜子 尼龙丝袜子不吸汗,易产生异味,家庭做客、日本料理等场合,需要脱鞋子时,容易出现尴尬场面。

2.不穿白袜子　袜子的颜色与裤子或鞋子相同或相近最好,至少是深颜色,除非是白皮鞋。

(二)女士社交场合着装

(1)不穿黑色皮裙。这在某些西方国家被视为特殊场合、特殊岗位的着装。

(2)裙子、鞋子和袜子要协调,不能上身穿一套高档衣裙,脚上却穿一双旅游鞋或拖鞋,给人"凤凰头,扫帚尾"的感觉。

(3)穿套裙等正装一定要穿袜子,袜子的边口不得暴露出裤脚或裙边以外,这是女士着装最基本礼仪。否则,就会被认为是没有修养的表现。

(4)穿裙子避免"三截腿",即半截裙子、穿半截袜子,容易使腿显得粗短。

另外,无论男女都不能光脚参加社交活动。在非社交场合穿休闲凉鞋则应该光脚。

第二节　服装选择礼仪

不同社交场合对服装的要求是不同的,比如参加宴会、开业等重要社交活动的服装与运动、居家休息的服装,就有很大区别。要做到着装得体,就要了解不同的场合和不同服饰的正确搭配。

一、正装选择礼仪

正式服装适用于参加各种仪式、会客、拜访、社交场合。这类服装式样一般根据穿用的目的、时间、地点而定。现在的正式服装较为简化,但是仍保持着它的美感和庄重。穿着正式服装时,要注意与自身条件相协调,并慎重选择款式和面料,给人以雅致的印象。

在西方国家，正装包括西装和燕尾礼服。现在，中国正装以西装为主，有时也可以穿着中山装和唐装。穿夹克等衣服或单独穿马甲都不算正装。

(一)欧洲男士

正装通常包括常礼服、大礼服、晚礼服等等。

1.常礼服 在就职仪式、加冕典礼、国会开幕式、婚礼、皇家赛马会以及其他的特殊场合中，人们常穿的礼服。最传统的常礼服包括一件黑色晨礼服和一条条纹裤子，有时候是黑白方格的裤子。戴黑色大礼帽和黄麂皮手套。穿黑漆皮鞋或小牛皮的浅口鞋，另外可着素色的锦缎背心、穿硬领的白衬衫、系银灰色的领带，还可戴上一只镶珍珠的领带别针。

2.大礼服 除了在最正式的场合，极少穿戴大礼服或"白领结"。大礼服包括一件黑色的燕尾服、有分翼领的白色马赛罗(凸纹)硬衬胸衬衫、白色马赛罗蝴蝶领结和背心。传统的黑色燕尾裤有两条边镶在裤管的外侧。衬衫前胸饰纽和与它配套的衬衫袖口链扣，用黄金、珍珠或珍珠母镶制。鞋子必须是黑漆皮的宫廷不系带浅口皮鞋，现在通常是穿系带的浅口皮鞋。外套用一件单排扣的长大衣或一件黑斗篷(大氅)。加上一顶黑色大礼帽、一双白山羊皮手套和一根有金的或银的球形提手的乌木手杖等一流的附加饰物。

3.晚礼服 又称小礼服，一般为参加晚6时以后举行的晚宴、剧院演出时的着装。包括一件无尾黑西服和一条相配的裤子，裤子外边通常镶有一条边，衬衫是白色马赛罗(凸纹)有软前胸的，或是前胸打褶的。黑绸或是天鹅绒蝴蝶结领结。要是穿背心的话，通常也是黑色的。一根黑绸的腰带(背心和腰带从来不一起用)，如果是双排扣的外套，那么两者都不需要了。和晚礼服一起穿的鞋子和袜子总是黑色的。在热天季节里或是夏季的夜晚，经常是穿一件白色的上衣，黑裤子和一根腰带。

现在，黑色西服代替了礼服，也逐渐为人们所接受(图

3-1)。穿一件黑色天鹅绒上衣和蝴蝶结领结,或是一套黑绸西服的人也经常可以见到。深紫色、深蓝色和种种花式作为对传统夜礼服的翻新不时地涌现,衬衫镶褶边也被硬领衬衫所代替。

男士最常见的正装是"西服+衬衫+领带+皮带+西裤+皮鞋"。在夏天只穿着衬衫和西裤也是正装的体现。西装的穿着讲究场合,因为相应的氛围,能够表现出西装庄重的特点。

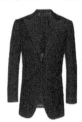

图 3-1　男士西服

(二)欧洲女士

正装通常包括夜礼服、午后礼服、晚会服、酒会服、婚礼服等。

1.夜礼服　用于晚间宴会或外交场合,有正式、略式之分,在款式上没有固定的格式,但都有高格调和正统感。欧洲女士夜礼服的特点是露出肩、胸,有无袖,也有紧领、长袖的式样,长至脚边。多选用丝绸、软缎、织锦缎、麻丝等面料加工制作。如果装饰物合理,会显得格外漂亮雅致。夜礼服只能在特定的时间、场合穿。

2.午后礼服　这是在下午比较正式的拜访或宴会场合穿用的礼服。有正式和非正式之分。正式的用于参加婚礼、宴会等场合,非正式可用于外出或拜访。裙子一般较长,款式不固定,格调高雅、华贵。典型的午后礼服要配戴帽子、提包,还要佩戴项链。

参加结婚仪式的宾客应穿正式的酒会礼服,气氛轻松,穿丝绸类套装、连衣裙等以示对主人的尊重,也表明结婚仪式的庄重。

女士最常见的正装是"西服套裙+衬衫+长筒袜(连裤袜)+皮鞋"。

二、便装选择礼仪

便装,又称便服。在绝大多数情况下,便装是相对于正装而言的、适于各类非正式场合所穿的服装。在日常生活里,便装是医护人员在非正式场合所穿的服装。医护人员在为自己选择便装时,必须认真地对待便装的使用场合、便装的合宜与否以及便装的正确搭配等三个方面的问题。

(一)适用场合

医护人员在选择便装时必须优先考虑其适用场合的问题。依照礼仪的具体规定,医护人员只有在非正式的场合里方可身着便装。

正式场合,泛指一切进行正式的人际交往的时间。通常,它又分为公务场合与社交场合两类具体情况。公务场合,主要是指人们在自己的工作单位上班办公的时间,对医护人员来讲,它所指的就是本人在工作岗位上服务于患者的时间。在这一场合,规范、实用、整洁是对医护人员着装的基本要求。只有医护工作服,才是职业场合的适当之选。社交场合,通常有两种涵义。从广义上来讲,它指的是一切的人际交往。从狭义上讲,它指的则是人们在工作之余与别人进行应酬活动的时间。医护人员在工作之余出席舞会、观看演出、应邀赴宴、参加聚会、与人约会、拜访他人等业余活动,都属于典型的社交活动。

除去公务场合、社交场合之外的一切活动时间,皆应包括在休闲场合之内。

(二)是否合宜

依照礼仪的基本规范,医护人员在考虑便装对自己合宜与否的问题时,重点需要注意自己的性别、年龄与身材等特点。

1.**注意性别** 便装的性别特征并非十分明显。有不少样式的便装,如衬衫、T恤、夹克衫、运动衫、牛仔裤、西短裤等,大都可以不分男女,允许男女混穿。便装的这一特点,被人们称为"便装中性化"。尽管"中性化"是便装的一大特点,有不少样式的便装没有男女之分,但这并不等于所有的便装都可以男女通用。在挑选便装时,性别意识无论如何是不可以被彻底淡化的。

2.**注意年龄** 依照便装与着装者的年龄要求而论,可将其分为两类:

(1)一般对着装者的年龄限制不多,各种年龄者均有机会穿着的便装,多是流行已久的式样经典的便装,如夹克衫、T恤、牛仔裤等。

(2)对着装者的年龄有所限制,并不适合于各种年龄者的便装,多为刚刚时兴起来的比较前卫的便装。如紧身低胸的小背心、毛边的牛仔短裤、一双厚底的牛仔靴,由少女来穿,比较顺眼,而一位老大妈若是这么穿,便会被视为不符合年龄要求了。

3.**注意身材** 在为自己选择便装时,虽然不必过分地使之合身合体,但却必须重视其能否为自己的身材扬长避短。其中最重要的一点是,宁可不以之为自己的身材扬长,也要以之为自己避短。如腿部变形者穿迷你裙,肯定无益于为自己的身材避短。

(三)正确搭配

人们穿着便装时的基本要求是舒适、随意、自由。与正装的穿着相比,便装穿着时的搭配讲究相对较少,比较自由,可以任人发挥。一般要求:

1.**款式之间的搭配要风格协调** 医护人员所选择的便装在风格上应协调一致。

(1)上下装的式样应趋于一致。如果中式女外套穿西装短裙,那显然不合适。

(2)穿直筒、过宽下摆的女式短上衣,不要套宽大的裙子。

(3)如果穿运动衫,最好穿一套,脚上也应穿运动鞋,这样才显得精神、协调;切忌上身穿制服,下面穿运动裤。

2.颜色与款式的搭配要色彩和谐 医护人员所选择的便装在色彩上应相互和谐。

(1)如果上衣是格子图案,那么裙子最好不要是同类图案的,而应是单一的颜色;反之,如果裙子是花的,那么上面宜配素色衬衫。

(2)花花绿绿的衬衫不宜套在外衣里面穿,如果直接将花衬衫穿在外面,效果会好得多;外面如果是比较正规庄重的衣服,里面的衬衣最好是浅色、素色的。

3.衣料之间的搭配,面料要般配 在选择面料方面,便装有着较大的余地。除去棉、麻、丝、混纺等常规选择之外,毛、皮、革、塑以及各类化纤织物,均可为便装所选用。

(1)上下装的质料最好比较接近。如果上衣是笔挺的毛料,下身是一条没有裤线的布料裤子,那一定会显得不伦不类。

(2)裤子不宜用横条纹的面料。

(3)如果上身穿毛衣,那么下身的裤子或裙子也应是厚重质料的。

(4)毛衣里面最好不要套绸料衣服:一是容易把丝绸衣服弄坏;二是与毛衣质感不协调,让人觉得不舒服。

4.力戒犯规 医护人员选择的便装在搭配上应力求协调。

(1)上衣与下衣搭配。如穿夹克衫时,通常不宜配以西短裤。

(2)外衣与内衣搭配。如穿短袖的T恤衫时,不宜同时内穿衬衣。

(3)衣服与鞋袜搭配。如穿牛仔裤时宜配以皮鞋或球鞋,不宜穿布鞋或凉鞋。

三、补正装选择礼仪

补正装指贴身服装,可以起到保温、吸汗、防污垢、保持身体清洁的作用,还能成为外衣的配衬,使外衣显得更美。补正装包括胸衣、围腰、衬裙、马甲等,其主要作用是调整或保护体型,使得外衣的形状更加完美。这种服装,应选伸缩性能好,有弹性的面料。法国服装设计大师费里,因有着肥胖、厚实、强壮的身躯,一件小马甲背心对于他几乎成了一种规范。他说:"我的背部太厚,而且突起呈圆弧状,背后的衣服总容易弄皱,加上一件紧身背心,不仅遮住了背后皱巴的衬衫,上衣也有了架子。"一件小小的马甲背心,也有很多的讲究。现代生活更要注意补正装的效果。

四、职业装选择礼仪

职业装即工作服装,适合各自职业的特点和工作环境,实用又便于活动,给人整齐划一,美观整洁之感,能振奋人心,增强职业自豪感。如导游的工作服,应便于人体的各部分活动,自然得体大方;而作为教师,职业服装应显出端庄、严谨并富有亲和力的特征等。

医护人员工作服的要求(部分内容见"工作篇"):

(一)基本要素

工作服,一般泛指人们在职业场合的着装。按照有关规定,应当穿着与本人所扮演的社会角色相称的工作服装。选择工作服时,必须优先考虑其四项基本要素,即正式、角色、实用与规范。

1.正式 指的是工作服必须给人以郑重其事之感。所穿的工作服如若使人觉得过于随便,其正常功能自然会大打折扣。

2.角色 指的是工作服必须与其所担负的实际角色相得益彰。它若是过于前卫、花哨,便与医护人员的实际角色相互矛盾。

3.实用 指的是工作服必须切实合用,对其实际工作应当有所裨益,至少也不应当使之成为医护人员实际工作中的绊脚石。

4.**规范** 是指工作服在其具体的款式、面料、色彩、搭配与穿着上,都有着一定的规矩。医护人员穿着工作服时,只有遵守此类规矩,才会使自己的职业形象被其服务对象认可。

(二)基本要求

医护人员在自己的工作岗位上身着工作服时,必须注意以下两个方面。

1.**外观整洁** 医护人员的工作服必须外观整洁。要避免布满巴皱、出现残破、遍布污渍、沾有赃物、充斥异味等。

2.**穿着得当** 医护人员所着工作服务必穿着得当。一是必须按规定穿着工作服;二是职场必须自觉地穿好工作服。

第三节 服装色彩搭配

一、服装的色彩喻义

服装的色彩在人的知觉中是最直接、最敏感的。不同的色彩有不同的象征意义。

1.**红色** 象征活力、兴奋、激情、奔放、快乐、喜庆等(图 3-2),是给人感官刺激十分强烈的颜色,给人以浪漫、活泼、热烈的感觉,充满朝气和青春活力。

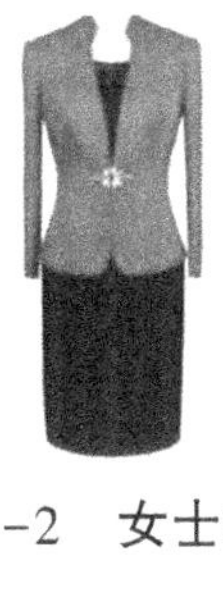

2.**粉红色** 有柔和、温馨、温情等喻义。

3.**橙色** 象征快乐、热情等。给人以活力与温暖,增强人们的兴奋和欲望。

图 3-2 女士套裙

4.**黄色** 象征光明、庄严、权贵等,是过渡色,能使兴奋的人更兴奋,焦虑的人更焦虑。

5.**绿色** 象征生命、青春、自然、和平等。是清爽宁静的色彩,使人想到青春与朝气。

6.**蓝色**　象征自信、平稳、宁静、深远、智慧等,是一种比较柔和的颜色,给人以高远、深邃的感觉。浅蓝色则具有纯洁、清爽、文静、梦幻等特征。

7.**紫色**　象征高贵、财富、庄重等,是华贵的色彩,给人以富丽堂皇、高雅脱俗的感觉。

8.**灰色**　象征朴实、庄重、大方、可靠、和气、文雅等,是一种柔弱、平和的颜色,给人以平易、脱俗、大方的感觉。

9.**黑色**　象征庄重、高雅、刚强、坚定或沉着、宁静、神秘、死亡等。是一种庄重、肃穆的色彩,能使人产生凝重、威严、阴森等感觉。

10.**白色**　象征纯洁、明亮、坦荡、高雅等,是一种纯洁、朴实的色彩,给人明快的感觉。

11.**褐色**　象征谦和、平静、沉稳等,是一种沉静、智慧的颜色,给人以和蔼可亲的感觉。

二、服装颜色搭配

服装的色彩及其搭配隐喻着个人的价值观、性格、爱好、修养、情感、追求等特征。一般来说,一个人一身的大块颜色最好不要超过三种,特别是职场上的女性,过于花花绿绿的着装,会给人一种浅薄感觉。

(一)同种色相配
同一色系的服装搭配上下衣,如深红与浅红、深灰与浅灰等。

(二)相邻色相配
将色谱上邻近的色彩搭配,如红与橙、橙与黄等,容易收到调和的效果。

(三)主色调相配
包包、饰品与衣服的搭配,包括衣服之间的颜色搭配,可按照主色与搭配色的规则来进行。以一种色调为基色,再配上一两种次要色,使整个服饰色彩主次分明、相得益彰。

1.主色——淡色,宜搭配的颜色

(1)白色宜搭配黑色和所有深色,以及鲜艳的色彩。

(2)浅米色宜搭配黑色、褐色、红色和绿色。

(3)浅灰色宜搭配褐色、深绿色、深灰色、红色。

(4)天蓝色宜搭配褐色、深绿色、紫红色、紫色、米色、深灰色。

(5)粉色宜搭配米色、紫色、藏青色、灰色。

(6)浅黄色宜搭配黑色、藏青色、褐色、灰色。

(7)浅紫色宜搭配深紫色、褐色、藏青色。

(8)浅绿色宜搭配深绿色、红色。

2.主色——深色,宜搭配的颜色

(1)黑色宜搭配米色、白色、棕黄色;明快的颜色,如天蓝色或粉色。

(2)褐色宜搭配白色、米色、黑色、橙红色、橙黄色、深绿色。

(3)深灰色宜搭配米色、黑色、所有浅的的鲜艳的色彩。

(4)藏青色宜搭配白色、柠檬色、绿松色、紫红色、鲜绿色、浅紫色。

(5)深绿色宜搭配天蓝色、白色、米色、鲜红色、浅黄色。

(6)深紫色宜搭配天蓝色。

(7)深红色宜搭配黑色、天蓝色、米色。

3.主色——鲜艳,宜搭配的颜色

(1)蓝色(泛紫)宜搭配黑色、白色、鲜绿色(稍带一丝蓝色)。

(2)绿松色(蓝色泛绿)宜搭配白色、米色、棕黄色、藏青色。

(3)绿色(偏黄)宜搭配藏青色、黑色、白色。

(4)金黄色宜搭配黑色、白色、褐色。

(5)柠檬黄宜搭配黑色、白色、藏青色、深绿色、淡粉色、橙色。

(6)橙色宜搭配白色、柠檬黄、黑色、深绿色。

(7)紫红色宜搭配藏青色、白色。

(8)鲜红色(朱红色)宜搭配褐色、白色。

(9)紫色宜搭配褐色、白色、天蓝色、粉色、绿松色。

第四节　饰品佩戴礼仪

一、符合身份

饰品,亦称首饰、饰物。是指人们在为自己进行穿着打扮时所使用的装饰之物。医护人员在自己的工作之余佩戴饰品时,一定要使之符合身份。

1.美化自身　作为装饰用品,饰品大都精美雅致。如果对其正确地选择、组合、佩戴,通常都可以发挥美化自身形象的功效。

2.体现情趣　绝大多数饰品都以其独具特色的艺术造型而见长。在选戴一款饰品时,人们的艺术眼光如何,就很自然地被体现了出来。

3.反映财力　饰品,尤其是贵重的饰品,往往是可以用金钱来估价的。所以从某种意义上讲,人们所佩戴的饰品,可被视为其财力状况的真实体现。

4.区分地位　不同社会地位的人士,在选戴饰品时的讲究、偏爱常常各不相同。正常情况下,依据一个人所佩戴的饰品,大致可对其所处的社会地位有所了解。

在佩戴可以美化自身、体现情趣、反映财力、区分地位的饰品时,医护人员尤其要注意恪守自己的本分,万万不可在佩戴饰品时无所顾忌,过度地张扬,与实际身份不符。

二、以少为佳

医护人员工作休闲时佩戴饰品,一定要牢记以少为佳,大可不必以数量优势而取胜。在正常情况下,医护人员讲究的应当是少而精。

通常情况之下,医护人员在选择、佩戴饰品时,不宜超过两种。佩戴某一具体品种的饰品,则不应超过两件,也可以不佩戴任何首饰。对于男性来讲,尤其需要注意,因为在一般情况下,男性佩戴饰品,往往更难为人们所接受。

三、规范佩戴

医护人员工作之余佩戴饰品时,一定要注意规范佩戴,准确把握其寓意。

1.戒指 又称指环,是一种戴在手指上的环状饰品。个别特殊的部门,如医疗、餐饮、食品销售部门工作人员工作时,不允许佩戴。

戒指通常戴在左手,若两只手都戴,要求左右手戴得对称。一般情况下,一只手上只带一枚戒指,戴两只或两只以上均不适宜。在一些西方国家,未婚妇女将戒指戴在右手中指上,修女则戴在右手无名指上。除新娘外不要戴在手套外。戒指戴在不同手指,将给对方不同的信息。

(1)戴在左手食指——目前独身或无偶求爱。

(2)戴在左手中指——正处在恋爱之中。

(3)戴在左手无名指——名花有主,或订婚,或已结婚。

(4)戴在左手小拇指——持独身态度,或决定终身不嫁(娶)。

(5)已婚女士不愿暴露婚姻状况,可以不戴戒指。

2.**项链** 有时又称颈链,是一种戴于脖颈之上的链状饰品。在其下端,往往还带有某种形状的挂件(图 3-3)。佩戴项链,要与服装、颈部肤色相协调。夏天衣服单薄,佩戴金、银、珠宝项链美观大方,浅色毛衫要佩戴深色或艳一些的宝石项链,深色毛衫可配紫晶或红玛瑙项链,脖子较粗的人可选较细的项链,脖子较细的则选择宽一些的项链。

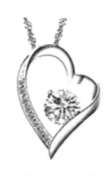

图 3-3 项链

一般情况是,老年人宜选择质地上乘、工艺精细的项链,青年人可选颜色好、款式新颖的项链。

3.**耳环** 又名耳坠,是指戴在耳垂之上的环状饰品。通常,耳环被视为最能显示女性魅力的饰品。但女性在自己的工作岗位上,是不宜佩戴耳环的。耳环主要有有穗式和无穗式两大类。耳环的设计可分为穿耳洞式、夹状式和悬挂式。

耳环的佩戴,要根据自己的脸形、身材、服装和社交环境的需要来选择。圆形丰满脸形,可佩尖型耳环;长方形脸,可佩纽扣型耳环;椭圆形脸,各式耳环皆可佩戴;方形脸,可戴长圆或圆形耳环;身材瘦小的人,应戴小巧秀气的耳环;身材高大的人,应戴大型耳环。工作场合不要戴耳环,更不要戴有穗式耳环。穿西装套裙时不要戴过度张扬"女人味"的耳环,无特殊情况不戴一只耳环。

4.**耳钉** 是指戴在耳垂上的钉状饰品。与耳环相比,耳钉小巧而含蓄。一般情况之下,允许女性佩戴耳钉。

5.**手链** 是戴在手腕上的链状饰品。由于医护人员在工作岗位上动手的机会较多,在手上佩戴手链,既可能使其受损,又可能妨碍自己的工作,故此不宜佩戴手链。

手链通常只宜戴一条,一般应戴在右臂上,表明佩戴者是自由而不受约束的。仅戴在左臂上或左右两臂都戴则表示已经结婚。

6.手镯 又称手环。是人们佩戴在手腕上的环状饰品。出于与手链佩戴相同的原因,医护人员在其工作岗位上不宜佩戴手镯。

手镯与手链的佩戴讲究相仿。公务场所一般不戴手镯,着西装一般不戴木、石、皮、绳、塑料等手镯。戴手镯档次不宜过低,通常只在右手戴一只,也可两只手都戴,但一只手只准戴一只,右手戴手镯,左手可在手镯、手链、手表中任选一样。一只手上不能同时戴两只或两只以上手镯或手链。手镯不要戴在袖口上,或有意露出。

7.胸针 又称胸花。一般是指人们佩戴在上衣左侧胸前或衣领上的一种饰品,男女皆可佩戴。对工作中的医护人员来讲,常常被要求佩戴身份牌上岗,则不宜再同时佩戴胸针。

佩戴的胸花要高雅,穿裤装、裙装和便装时,可戴动物、人像、瓜果等图案的胸花;年纪较大的女性,最好佩戴镶有珠宝而富含价值感的胸花;年轻女孩不宜戴珠光宝气,应选择式样活泼或景泰蓝质料的胸花。胸花佩戴的位置应在第一、二粒纽扣之间,一般戴在左胸部位,也可根据服装设计要求和整体效果,将其佩带在肩部、腰部、前胸等处。

8.发饰 是女性在头发上所采用的兼具束发、别发功能的各种饰品,常见的有头花、发带、发箍、发卡等(图3-4)。医护女性在工作时,选择发饰宜强调其实用性,而不宜偏重其装饰性。通常,头花以及色彩鲜艳、图案花哨的发带、发箍、发卡,都不宜在上班时选用。

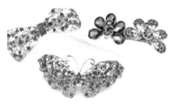

图3-4 发夹

9.脚链 又称足链。是指佩戴在脚腕上的一种链状饰品,多受年轻女性的青睐。通常认为,佩戴脚链,可吸引他人对佩戴者腿部及步态的注意。因此,一般不提倡女性在工作之中佩戴脚链。

除上述九种最为常见的饰品外,时下社会上还流行佩戴鼻环、脐环、指甲环、脚戒指等。它们多为标榜前卫、张扬个性的选择,尚未形成社会主流,所以不宜为医护人员佩戴。

四、佩戴有方

1.穿工作服的要求 穿工作服时,不宜佩戴任何饰品。工作服不仅表示正在工作,而且代表着规范、整洁。

2.穿正装的要求 着正装时,不宜佩戴工艺饰品。一般而言,工艺饰品多适合人们在社交应酬时佩戴,借以突出佩戴者本人的鲜明个性。然而,正装的基本风格却是追求共性,不强调个性的,所以医护人员在身着正装时通常不宜佩戴工艺饰品,特别是不宜佩戴那些被人们视为另类的工艺饰品,如造型为骷髅、刀剑、异形、女人体等饰品。

3.协调的要求 佩戴饰品,不宜彼此失调。即使准备同时佩戴两种饰品或两件饰品,也千万不要随意将其"披挂"在身。如果佩戴两种或两件饰品时,一定要尽力使之彼此和谐,相互统一。一是二者质地要大体相同;二是二者色彩要保持一致;三是二者款式要相互协调。简言之,就是要使多种、多件饰品在质地、色彩、款式上统一起来。

4.常规的要求 符合身份,显优藏拙,突出个性,扬长避短,不盲目模仿,符合季节特点,服装、饰品搭配相协调。懂得首饰寓意,避免尴尬,遵守民间地域文化习俗。

五、其他饰物礼仪

1.手提包 手提包是女性出席社交活动的重要饰物,要求小巧、新颖、别致、协调,给人以赏心悦目的感觉,颜色要与季节、服装、场合气氛相协调。参加舞会、宴会,可用颜色鲜艳的羊皮小包或缎面小包;严肃场合,可用颜色较暗、形状较方正的提包;夏季提包应小巧淡雅;冬季提包应艳丽明快。就颜色而言,一般认为,鲜红色表示活泼、自信、野心,暗红色表示神秘,绿色表示个性古怪,白色表示享受,黑色表示大方、稳重等。

男士选择的手提包多为公文包,选择公文包有许多特定的讲究。面料以真皮为宜,并以牛皮、羊皮制品为最佳。在常规情况下,黑色、棕色的公文包是最正统的选择。除商标外,男士所用的公文包在外表上不宜带有任何图案、文字。否则有失自己身份。最标准的公文包是手提式长方形公文包。夹式、挎式、背式等其他类型的皮包,均不可充当公文包。使用公文包时,有四点基本要求:一是用包不宜多,出外办事,带包应以一只为宜。二是用包不张扬,使用公文包前,须先行拆去所附的标志。三是用包不乱装,外出之前,随身携带之物均应尽量装在公文包里既定之处,一定要有条不紊地摆放整齐。切记勿使公文包装得太满。四是用包不乱放,进入室内后,即应将公文包自觉地放在自己就座之处的地板上,或主人指定之处,切勿乱放在桌、椅之上。

2.手表 又称腕表。社交场合戴手表,通常意味着时间观念强、作风严谨。也是一个人地位、身份、财富的体现,职场佩戴手表的造型要庄重、保守,避免怪异、新潮,身份地位较高者或年长者更要注意。在社交场合,特别是和他人交谈时,不要有意无意地看表,给人以心不在焉、不耐烦的感觉。

3.腰带 腰带除了固定衣裤外,更多时候还起着装饰作用。女士腰带款式多样,质地也有多种选择。女士腰带要求简洁大方,与服装搭配协调,与社交活动场合相协调。同时,要与体型相搭配,如个子瘦高,可以用比较显眼的宽腰带,如果身体过于肥胖,则要避免使用大的、花样多的腰带以及宽腰带。

男士腰带比较单一,多选用质量上乘、款式大方、新颖别致的皮带,以增加男人的风度和气质。皮带颜色要遵从"三一定律",即皮带与皮包、皮鞋的颜色一致。皮带与裤子色彩搭配,可以使用同一色、类似色和对比色。一般来说,黑色皮带可以配任何衣服。

4.**眼镜**　眼镜的实用性和装饰性不言而喻,选择眼镜要考虑自己的身材、脸形、肤色,通常以肤色和脸形为出发点。肤色白的人,除淡蓝色镜片外,可以选择任何颜色镜片;肤色较黑的人,选用浅咖啡色比较合适。圆脸形的人可选择有直线或有角度的镜框,黑色等较深色系效果较好;方圆脸形的人宜选用稍圆或有弧度的镜片,镜框顶端的位置必须够高,并远离下巴;尖长脸形的人宜选用镜框上宽下窄;椭圆脸形的人可选任何一款镜框,但不要太高太扁。

第四章　着装礼仪

着装不能简单地理解为穿衣,其有一定的规范要求。它是根据个人的身材、身份、环境等特点选择适合自己的服装,是着装人阅历修养、审美情趣的外在表现。

医护人员根据不同场合、目的和时间,选择、搭配和组合着装,充分展示个人的仪表美,增加个人的交际魅力,是每个事业成功者的基本素养。

第一节　男士着装礼仪

男士着装不求华丽、鲜艳,不宜过多的色彩变化。三色原则是男士着装的最基本要求。

一、帽子与手套礼仪

在室内的社交场合,除非特殊原因,不能戴帽子和手套。与人握手时,戴手套是不礼貌的行为。向人致意时,应把帽子取下,以示尊重。

二、衣裤穿戴礼仪

参加正式、隆重、严肃的典礼、仪式和社交活动应当穿西装、中山装、唐装等正装。其他款式的休闲外衣、牛仔装等日常穿着的服装则属于便装,只适合在一般场合穿着。

三、鞋袜穿戴礼仪

在正式社交场合,必须穿黑色或棕色皮鞋,出门前要打油上光。浅色皮鞋,只适合参加娱乐活动时穿。穿灰色或藏青色外套应当配黑皮鞋,穿粗花或棕色外套,通常穿棕色皮鞋,牛津鞋适合穿深色外套,穿无带无扣的软底鞋要求所穿服装必须朴素。

社交场合一定要穿袜子,绝不能做"赤脚大仙"。袜子的选择要注意长度、色调、质地等,长度以坐下不露出皮肤为宜,颜色以单一深色为宜,穿礼服时袜子的颜色与裤色相近最佳,质地要求以棉袜为宜。任何正式场合都不能穿白色运动袜,否则会造成与环境极不和谐的气氛。

四、男士服装礼仪

服装一般包括礼服和便服,选择服装的类型应该遵守该类型的基本规则,包括扣子、口袋等细节差异。否则,有时会闹出笑话。

(一)西装穿着礼仪

西装,又称西服、洋服。它起源于欧洲,目前是全世界最流行的一种服装,也是男士在正式场合着装的优先选择。

1.西装的选择　需要关注面料、色彩、图案、款式、造型、尺寸、做工等七个细节。

1)面料:面料的选择应力求高档。一般情况下毛料是西装首选面料。

2)色彩:西装的色彩必须显得庄重、正统,而不过于轻浮和随便。西装首推藏蓝色。在世界各地,藏蓝色的西装往往是每一位职场男士必备的。除此之外,还可以选择灰色或棕色的西装。黑色的西装也可予以考虑,不过其更适于庄严而肃穆的礼仪性活动时穿着。按惯例,男士在正式场合不宜穿色彩鲜艳或发光发亮的西装,朦胧色、过渡色通常也不宜穿。越是正式场合,越讲究穿单色西装。

3)图案:所选西装以无图案为好。用带图案花纹面料缝制的西装,难登大雅之堂,只有在非正式场合里才可以穿着。

4）款式：区别西装的具体款式，主要有两种最常见的方法：

（1）按照西装的件数来划分：西装有单件与套装之分。所谓西装套装，指的是上衣与裤子成套，其面料、色彩、款式一致，风格上相互呼应的多件西装。通常，西装套装又有两件套与三件套之分。两件套西装套装包括一衣和一裤。三件套西装套装则包括一衣、一裤和一背心。三件套西装比起两件套西装来，要显得更加正规一些。男士在参加高层次商务活动时，以穿三件套西装为好。

（2）按照西装上衣的纽扣数量来划：西装上衣有单排扣与双排扣之分。一般认为，单排扣的西装上衣比较传统，而双排扣的西装上衣则较为时尚。①单排扣西装上衣，常见的有一粒纽扣、两粒纽扣、三粒纽扣等三种。一粒扣和三粒扣两种单排扣西装上衣，穿起来比较时髦。两粒扣的单排扣西装上衣则显得更为正统。②双排扣西装上衣，常见的有两粒纽扣、四粒纽扣、六位纽扣等。两粒扣、六粒扣两种款式的双排扣西装上衣属于流行款式，四粒扣双排扣西装上衣则明显地具有传统风格。

5）造型：西装的造型又称西装的板型，它是指西装的外观形状。目前，西装主要有欧式、英式、美式、日式等四种造型。

（1）欧式西装：上衣是倒梯形，多为双排两粒扣式或双排六粒扣式，且纽扣位置较低，衣领较宽。强调肩部与后摆，垫肩与袖筒较高，不甚重视腰部，腰身中等，后摆无开衩。

（2）英式西装：不刻意强调肩宽，而讲究穿在身上自然、贴身。多为单排扣式，衣领是"V"型，并且较窄。它腰部略收，垫肩较薄，后摆两侧开衩。

（3）美式西装：外观上方方正正，宽松舒适，较欧式西装稍短一些。肩部不加衬垫，其领型为宽度适中的"V"型，腰部宽大，后摆中间开衩，多为单排扣式。

（4）日式西装：上衣的外观呈现为"H"型，不过分强调肩部与腰部。垫肩不高，领子较短、较窄，不过分地收腰，后摆也不开衩,多为单排扣式。

上述四种造型的西装,欧式西装洒脱大气,英式西装剪裁得体,美式西装宽大飘逸,日式西装则贴身凝重。男士在具体选择时,一般来说,欧式西装要求穿着者高大魁梧,美式西装穿起来稍显散漫,中国人在选择时,比较而言英式西装与日式西装更为适合。

6)尺寸:穿着西装,要大小合身,宽松适度。在社交活动中,一位男士所穿的西装不管是过大还是过小,是过肥还是过瘦,都肯定会损害其个人形象。

7)做工:在挑选西装时,检查其做工的好坏,特别需要注意以下六点:①要看其衬里是否外露。②要看其衣袋是否对称。③要看其纽扣是否缝牢。④要看其表面是否起泡。⑤要看其针脚是否均匀。⑥要看其外观是否平整。

选择西装时,除了有以上七个方面的细节必须加以关注之外,还要了解西装有正装西装与休闲西装的区别。一般来说,正装西装基本都是套装,适合正式场合穿着。休闲西装则恰好与其相反,通常休闲西装为单件,面料可以是棉、麻、丝、皮,也可以是化纤、塑料。色彩多半都是鲜艳、亮丽的色彩,并且多为浅色。款式强调宽松、适合、自然,有时甚至以标新立异见长。

2.西装的穿法 根据西装礼仪的要求,男士在穿西装时,应注意以下八个方面问题。

(1)拆除衣袖上的商标,熨烫平整。

(2)系好纽扣:一般而言,站立时,特别是在大庭广众之前起身站立时,西装上衣的纽扣应当系上,以示郑重其事。就座后,西装上衣的纽扣则要解开,以防其走样。惟独在内穿背心或羊毛衫,外穿单排扣上衣时,才允许站立之际可以不系纽扣。

通常,系单排两粒扣式的西装上衣的纽扣,讲究"扣上不扣下",即只系上边那粒纽扣。系单排三粒扣式的西装上衣的纽扣,正确的做法则是只系中间那粒纽扣,或系上面那两粒纽扣。

而系双排扣西装上衣的纽扣时,则要求可以扣上的纽扣一律都要系上。

西装背心不论是单独穿,还是同西装上衣配套穿,都要认真地系上纽扣。一般情况下,西装背心只能与单排扣西装上衣配套。西装背心的纽扣数目有多有少,但大体可被分作单排扣式与双排扣式两种。根据西装的着装惯例,单排扣式西装背心最下面的那粒纽扣应当不系,而双排式西装背心的全部纽扣则必须无一例外地系上。

(3)不卷不挽:在公共场所里,无论如何,都不可以将西装上衣的衣袖挽起或随意卷起西裤的裤管。

(4)慎穿羊毛衫:穿西装时,除了衬衫与背心外,在西装上衣内,最好不要再穿其他衣物。寒冬季节,可穿一件薄型"V"领的单色羊毛衫或羊绒衫。这样既不会显得过于花哨,也不会妨碍自己打领带。不要穿色彩、图案十分繁杂的羊毛衫或羊绒衫,也不要穿扣式的开领羊毛衫或羊绒衫。

(5)巧搭配:西装的标准穿法是衬衫内不穿棉纺或毛织的厚背心、内衣。以T恤衫代替衬衫,直接与西装配套的穿法,则不符合规范。

(6)少装东西:西装的口袋应少装东西,或者不装东西。对待上衣、背心和裤子均应如此。西装上衣左侧的外胸袋除可以插入一块用以装饰的真丝手帕外,不能再放其他任何东西,尤其不应当别钢笔、挂眼镜。内侧的胸袋,可用来别钢笔、放钱夹或名片夹,但不要放过大过厚的东西或无用之物。外侧下方两只口袋,原则上以不放任何东西为佳。西装背心的口袋多具装饰功能。除可以放置怀表外,不宜再放其他东西。西装裤子的两只侧面口袋只能放纸巾,其后侧的两只口袋,则大都不放任何东西。

(7)三点一线:即衬衫领开口、皮带扣和裤子前开口外侧应在一条线上。

(8)西装与领带:系领带,必须穿有跟皮鞋,不可穿平底鞋。不系领带,可穿平底鞋。

3 西装的搭配 西装与其他衣饰的搭配,对于穿着西装的影响,是很重要的。

1)衬衫:是指正装衬衫,包含面料、色彩、图案、衣领、衣袖、衣袋等方面的规范要求。

(1)面料:主要以高织精纺的纯棉、纯毛制品为主。以棉、毛为主要成分的混纺面料亦可。

(2)色彩:必须为单一色彩。在正规的社交应酬中,白色衬衫可谓男士的唯一选择。除此之外,蓝色、灰色、棕黑色,有时也可以考虑。

(3)图案:以无任何图案为佳。较细的竖条纹衬衫在一般性的社交活动中可以穿着。但必须禁止同时穿竖条纹的西装。

(4)衣领:领型多为方领、短领和长领。选择时,须兼顾本人的脸形、脖长以及领带结的大小,千万不要使它们相互之间反差过大。扣领的衬衫,有时亦可选用。不同脸形选择不同衬衫衣领,长脸形应选择大一些带扣子的领子;方脸形应选择带扣子圆角边的领子;圆脸形应选择带扣子长尖领子;椭圆脸形除了圆领之外,其他皆适宜。

(5)衣袖:必须为长袖衬衫。

(6)衣袋:以无胸袋者为佳。即使穿有胸袋的衬衫,也要尽量少往胸袋里塞东西。穿着与西装相配套的正装衬衫,有四个细节需要注意:①衣扣要系上。穿西装的时候,衬衫的所有纽扣都要扣好,只有不打领带时,才必须解开衬衫领扣。②袖长要适度。穿西装时,衬衫的袖长最好长短适度。最美观的做法,是衬衫的袖口恰好露出1厘米左右。③下摆要放好。穿长袖衬衫不论是否穿外套,下摆要均匀而认真地掖进裤腰之内。④大小要合身。除休闲衬衫外,衬衫既不宜过于短小紧身,也不应过分地宽松肥大、松松垮垮。选择正装衬衫,务必大小合身。

2）领带：领带是男士穿西装时最重要的饰物。领带的选择要重视以下几元素：

（1）面料：最好的领带，应当是用真丝或羊毛制作而成的。以涤丝制成的领带售价较低，有时也可以选用。除此之外，其他面料制成的领带，在公务活动中均不宜佩戴。

（2）色彩：在公务活动中，蓝色、灰色、棕色、黑色、紫红色等单色领都是十分理想的选择。社交场合，切勿使自己佩戴的领带颜色多于三种。同时，不宜佩戴浅色或艳色领带。

（3）图案：适用于公务活动佩戴的领带，主要是单色无图案的领带或者是以条纹、圆点、方格等规则的几何形状为主要图案的领带。

（4）款式：领带的款式往往受到时尚的左右，医护人员应当有所了解：①箭头与平头之分。下端为箭头的领带，显得比较传统、正规；下端为平头的领带，则显得时髦、随意一些。②宽窄之别。除了要尽量与流行保持同步以外，根据常规，领带的宽窄最好与本人的胸围与西装上衣的衣领，形成正比。③简易式。如"一拉得"、"一挂得"领带等，均不适合在正式的公务活动中使用。④领结宜与礼服、翼领衬衫搭配，并且主要适用于社交场所。

（5）配套：有时，领带与装饰性手帕会被组合在一起成套销售。与领带配套使用的装饰性手帕，最好与其面料、色彩、图案完全相同。

（6）质量：一条好的领带，必须外形美观、平整、无跳丝、无疵点、无线头，衬里不变形，悬垂挺括，较为厚重。宁可不打领带，也不要以次充好。一条打得漂亮的领带，在穿西装的人身上会发挥画龙点睛的作用。打领带要注意：①场合：打领带有其适用的特定的场合。在执行公务的场合，以打领带为好。在参加宴会、舞会时，为表示尊重主人，亦应打领带。休闲场合，通常不必打领带。②服装：打领带必须注意与之配套的服装。一般而言,穿西装套装必须打领带;穿单件西装则可打可不打。不穿西装,通常不宜打领带。③女士领带:由于男女有别,一般女士在正式活动中不宜打领带。若是女士将其视为普通饰物,而在社交场合加以使用,则是允许的。④位置:领带应置于西装上衣与衬衫之间,并使其自然下垂。在西装上衣与衬衫之间加穿背心或羊毛衫时,应将领带置于背心或羊毛衫与衬衫之间。切勿将领带夹在西装上衣与背心或羊毛衫之间,尤其不要在穿两件羊毛衫时将领带掖在两者中间。⑤结法:领带结要挺括、端正,并且在外观上呈倒三角形。领带结的具体大小,最好与衬衫衣领的大小成正比。在进入正式场合时,务必要提前收紧领带结。⑥长度:领带打好后长短应适度。标准长度是领带大箭头正好抵达皮带扣的上端。⑦配饰:打领带时可不用任何领带的配饰。即便使用领带夹,也不宜使其处于外人视野之内,而只宜将其夹在领带打好后的"黄金分割点"上,即衬衫自上而下的第四粒至第五粒纽扣之间。

3)鞋子:与西装配套的鞋子,只能选择皮鞋。一般来说,牛皮鞋与西装最般配,羊皮鞋、猪皮鞋则不甚合适。磨砂皮鞋、翻毛皮鞋属于休闲皮鞋,更不适合与西服套装相配套。与西装配套的皮鞋,按照惯例为深色、单色。最适于同西装套装配套的皮鞋只有黑色。

皮鞋的款式要庄重而正统,系带皮鞋、无带皮鞋都可选择。男士在公务活动中穿着皮鞋,以下4点必须做到:

(1)鞋内无味:可能的话,皮鞋要勤换、勤晾,免得其味道过于浓重熏人。

(2)鞋面无尘:皮鞋必须天天上油上光,反复擦拭。

(3)鞋底无泥:每日擦皮鞋时,切勿忘记打理鞋底。若雨雪天拜访他人,要在进门前再次检查一下鞋底,并采取适当措施及时将脏物清除干净。

(4)尺码恰当:正式场合所穿的皮鞋,其大小必须恰到好处。过大、过小,在行走时都会影响穿着者形象。

4)袜子:穿西装、皮鞋时所穿的袜子,以深色、单色为宜,并且最好是黑色的。在公务活动中穿着袜子必须遵守:

(1)袜子要干净:袜子务必要做到一天一换、洗涤干净,以防止其异味令自己难堪。

(2)袜子要完整:穿袜之前,一定要检查有无破洞、跳丝等情况。如果发现有,切记及时更换。

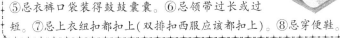

穿着西装八忌

①忌西裤过短。②忌衬衫放在西裤外边。③忌不扣衬衫扣。④忌西服袖子长于衬衫扣。⑤忌衣裤口袋装得鼓鼓囊囊。⑥忌领带过长或过短。⑦忌上衣纽扣都扣上(双排扣西服应该都扣上)。⑧忌穿便鞋。

知识链接

(3)袜子要成双:无论如何,穿袜子时都要穿成双的袜子。

(4)袜子要合脚:正式场合穿的袜子,大小一定要合脚。袜子太小,不但易破,而且容易从脚上滑下去。袜子太短,则时常会使腿肚露出来。袜子的长度,不宜低于自己的踝骨。

(二)中山装、唐装穿着礼仪

中山装、唐装既可以出席正式场合,也可以平时穿着,中山装作为礼服一般要求上下同色、同质地深色毛料精制,配以黑色皮鞋,穿着时应将前门襟、风纪扣、袋盖扣全部扣好,口袋内不宜放置杂物。唐装要求上衣为绸缎面料,下装配深色长裤,脚穿黑色皮鞋,要扣好领扣、领钩、裤扣等,裤脚、袖口不可卷起,衣袋少放东西。

(三)便装穿着礼仪

便装是离开工作环境或正式社交场合的平时着装,包括运动装、旅游装、家庭装等生活服装。便装的选择首先要舒适,同时要注意与环境和气氛相协调。

(四)工作装穿着礼仪

工作装的要求一般没有严格的规定,办公室工作人员一般着黑色等深色西服,式样包括单排扣和双排扣,两件套或是三件套。选料要上等,理想的是全毛精纺,颜色柔和。灰色和藏青色是最传统的外套颜色,咖啡色也是不错的选择(但在正式场合不宜穿着)。

(五)矮个子男性着装要领

(1)避免水平线条,以免其手和脚的位置看起来偏低。同时,尽量避免上下呈一系列水平层次分布。上衣不能过于宽松,裤子以直筒、平脚为宜。

(2)格调以简明快捷为主。服饰重叠太多有堆砌之嫌,短夹克并不是理想的款式,最合适的上装长度以稍盖臀部为宜,且应稍宽松的上衣配稍紧的裤子。穿衬衫、T恤衫时应将上衣扎入裤内,束上皮带,显出腰线,给人以干练精神之感。

(3)注意选择比较老成的服装,尤其是比较绅士的正式服装,要求质地较好。如浅紫色的西装配同色面料西裤,穿淡黄衬衫,加一条质地好的领带,可显得老成庄重。

第二节　女士着装礼仪

俗话说:"男穿品牌,女穿款式。"女性服装比男性更具个性特色,穿着上有更大的随意性和更多的变化,"女士优先"在着装上也有充分的体现。

女士所穿戴的服饰无论价格贵贱,都要注意颜色、款式、质地等细节的搭配协调、合理,以体现高雅、端庄的气质。穿衣搭配一般规则是:大脸不宜戴帽;小头不可包巾;平胸不宜T恤;胸大不穿衬衫;浅色衣不带深色胸罩;粗腿不穿裙装;细腿不穿宽松裤;肥胖不可坦露;骨感要配高领;吊带不可显露;低腰不露内裤;黑鞋不配白袜;红衣不穿绿裤;平脚不宜高跟鞋;汗脚不可穿球鞋。

女士着装追求个性化,是多数女性的正常心理,但按照公众的审美标准和审美习惯,应选择适合自己的服装,一般不要打破常规。在服装的款式、颜色等方面选择与平时经常和你在一起的人习惯相违背的做法,是不聪明的冒险行为。

一、戴帽子的礼仪

戴帽子是广大女性喜欢的装饰之一,戴帽子既是一种场景,也是一种乐趣,集实用和装饰于一体。帽子是衣着不可缺失的部分,应根据出席活动的场合要求,按照自己的脸形和身高来选择。但参加聚会等社交活动,选择的帽檐尺寸不宜过大,以免遮挡他人视线。

二、丝巾与围巾礼仪

丝巾对女士的穿着搭配非常重要,女士不管穿什么样的衣服,搭配一条丝巾往往给人不经意间眼前一亮的感觉。丝巾常见的结法有巴黎结、凤蝶结、竹叶结、海芋结、西班牙结、领带结等。

春季、秋季、冬季戴一条围巾既保暖,又显优雅气质。围巾的结法也比较多,通常根据个人喜好、季节以及着装而定。如轻盈结,即将围巾在脖子上绕一圈,再将左右两端交叉打结,适合上班时使用。再如法国结,把围巾在脖子上打一个结,打结处留一点空隙,把右段围巾绕过左段围巾,再从空隙中穿过抽出来,给人以厚重成熟的感觉。

三、戴手套的礼仪

当手套作为服装的一部分使用时,戴手套就有了一定的规则,非常长的或非常短的手套要配短袖或无袖衣装;穿四分之三袖长的服装,手套要达到袖子,并轻轻地盖在袖子下面。女士戴着手套与人握手寒暄时,可不必一定要脱下手套,但吃东西时应该完全脱掉。

女士的纱手套、纱面罩、帽子、披肩、短外套等作为礼服的一部分，无论室内室外，在任何场合均可以佩戴。

四、鞋袜穿戴的礼仪

女士在社交场合，除凉鞋、拖鞋外，穿其他任何一种鞋子均可以接受，只是注意鞋子与服装在颜色、款式上的协调。社交场合，女士一般选择穿黑色半高跟皮鞋，不要穿鞋跟太高太细的高跟鞋，以免步态不稳影响形象。穿西装不能穿旅游鞋、布鞋及凉鞋。否则，被视为不懂礼貌，没教养。穿裙装应配长筒丝袜或连裤袜，颜色以肉色、黑色最为常见，且袜口不得低于裙摆边或裤边。不同的腿型选择袜子也有讲究，腿修长可穿透明丝袜，腿太细可穿浅色丝袜，腿较粗可穿深色袜。不能穿挑丝、有洞和用线补过的袜子出门。正式场合着裙装，不穿袜子是不礼貌的。

五、衣裙穿戴的礼仪

参加正式场合的活动应穿典雅大方的套装，或传统的礼服或民族服装（如中国旗袍）。不要或少在社交场合穿着袒胸露背、露脐露肩等过于性感的服装，工作场所、办公室更应避免。穿着薄纱型衣、裙、裤要尤为慎重，须有内衬，否则显得十分不雅，不仅有碍观瞻，也说明穿戴者有不自爱之嫌。

六、女士服装礼仪

(一) 女装分类

女士服装可分为三类，即职业装、社交装和休闲装。

1.职业装　有三个基本类型，即西服套裙、连衣裙和两件套裙。实用性、审美性和象征性是职业装的基本特征。

2.社交装　分为礼服和便装。我国女士礼服以旗袍为主。穿旗袍宜穿与旗袍颜色相同或相近的高跟或半高跟皮鞋，应当佩戴金、银、珍珠、玛瑙等精致的项链、耳坠、胸花等饰物,要求旗袍、皮鞋、饰物相配套。在社交场合也常见女士着西式晚礼服参加活动。在非正式社交场合,女士着便装参加活动也是允许的。

3.休闲装 与男士便装相似,也是离开工作和正式社交场合时的着装。女士休闲装的选择除了讲究舒适外,还要考虑款式、色彩美观大方,并与环境和气氛相和谐。

(二)穿着西装的礼仪

上衣应长短适中,以充分展现女性腰部、臀部的曲线美。若配裤子,上装可稍长一点。无论配裙子还是配裤子,一般采用上下统一面料,整体感强。西装的"V"字型领口高低适中,胸围、腰围不要有紧绷感。前后身下垂平衡,并处在一个水平线上。款式的选择要根据年龄、体型、皮肤、气质、职业等来确定,讲究皮鞋、袜子、皮包、饰物、发型、化妆等与西服协调配套。挑选西装,最好是基本色,面料质地上乘,一般不用流行色,如黑、褐、灰或条纹、碎点的图案比较好。

(三)不同身材女性穿衣技巧

1.个子矮小女性

(1)宜选素色、无花纹的服装。若一定要穿有花纹的衣服,切记不要选大方格花纹型,宜选小方格花纹型。

(2)服装面料以光滑平整为佳,细纹理的衣料更好。服装样式应尽可能简单,但一定要制作精致,上装的腰部要稍稍高一点。

(3)裤子应当选择从臀部到裤脚宽窄相同的直线型,裤管口最好是后边稍长,呈大礼服式。

(4)全身的服装色调最好相同或相近,以修长身型。上下身不同色的服装穿着时,注意身材比例,最好上浅下深,把别人的注意力引向头部和肩部。

(5)短腿娇小的女性,高跟鞋是必然的选择,搭配短裙和热裤可使双腿显修长,如果不习惯穿得太短,可以选择高开衩长裙或窄脚低腰裤,也有修长的错视效果。

（6）个子矮小的女性不宜穿宽袍大袖,整个人松松垮垮的,会降低整体形象。

（7）个子矮小的女性可以加戴帽子,使对方视线上移,利用显眼的视觉焦点,也会让矮个的姑娘看上去更高一些。

同样原理,矮个女性尽量少穿印花半裙,特别是长长的印花半裙一定要谨慎选择。

2.胸部扁平女性　不宜穿着低胸装或紧身衣。宜选择合身剪裁的衣服,以及胸前有好多褶皱或荷叶边或蝴蝶结等装饰的衣服,若搭配高腰裙就更完美了。

3.粗腰女性　宽松的 A 字型服饰,可以加大腰胯的空间感,弱化腰部的曲线达到修饰的作用,呈现优雅感觉。裤装方面,上衣的长度一定要截止到腰线位置,与低腰牛仔裤之间产生距离感就能显现腰部的轻盈感。

4.上肢发达女性　背部厚实及上臂粗壮的"苹果身材",夏季无法借助外套等物件来遮掩。宜选择短袖宽松上衣搭配高腰及膝裙,提高腰线,搭配高跟鞋,能使下半身显得修长而有平衡感。上衣务必要颜色简洁,绝不能穿小碎花。

5.臀部过大女性　宽松的长 T 恤衫有助掩饰过分圆润的臀部。往两肩延伸的一字领也可以对上下身的对称起平衡作用,是平胸丰臀女士的最佳选择。裤装方面,不宜穿过分强调臀部线条的大口袋或明袋设计的裤子,而选择深色则有收紧的视觉效果。

6.粗腿女性　夏天,减少腿部问题带来的烦恼,可以选择一袭浪漫的连衣裙长至脚踝,以掩盖腿型。如果喜欢裤装,可以选择微喇牛仔裤,和高跟鞋搭配效果也很好。

7.小肚凸起女性　腰身和小腹问题几乎困扰着每个爱美的女性,解决方案有很多,如宽松的上衣束在及膝 A 字裙、长裤里,也可选择宽松俏皮的娃娃裙,既遮盖腰腹部位,整体又很纤细。

8.臀部扁平女性　臀部扁平的女性自然是要加强臀部的立体感,层叠的荷叶边、百褶裙、鲜亮色彩的泡泡裙或者雪纺短裙都能取得很好的效果,让臀部丰腴起来。裤子则适宜选择有质感的面料,塑造出体型,在臀部位置配口袋或者花纹,也能起到"丰满"臀部的作用。

(四) 怎样穿最显瘦

1.越紧身越显胖　铅笔裙和百褶裙的缝隙空间相等,为什么铅笔裙比百褶裙看起来更宽、更显胖? 原因是铅笔裙的线条要细很多,对比作用下,铅笔裙的两根线条中间的空间会比百褶裙看起来更宽阔。穿铅笔裙建议选择下摆微微张开的款式。

2.上下身同色的衣服更显瘦　很多女士认为衣服色彩只要能配上就好,却从未注意同样两种色彩要怎么搭配才会变得更瘦。事实上,上下身同色的衣服会显瘦很多。在穿立体色的白裤子时,如果上半身同样搭配白色比配深色系更好,特别是对矮个子而言。

3.大衣扣上会显胖　只要把大衣扣子解开,人看上去既变高也变瘦。大衣扣子解开可以使对方从视觉上感觉衣服内外层次成竖条状,显得更修长。所以在日常穿衣服时,最好强调细长的线条,而不是扁平的线条。如果是穿皮草材质的显臃肿的大衣,宜敞开穿视觉效果会更好。

4.七分袖会显瘦　在一些场合有些女士把衬衫领口敞开,袖口卷起,就会感觉比将长袖衬衫领口和袖口都扣上要显得瘦。其原因是只要把其中一部分地方遮住,人们就会大脑思考来补全被遮住的画面。所以,在穿衣服的时候,一定要露出全身最瘦的地方。

5.上衣拉链全部拉上会显得脸胖　经常会有人在大衣里混搭一件卫衣,但胖脸的人应该敞开拉链,再叠搭一层深色内衣,会感觉脸立刻变小了。这也是 V 领衫的原理。

女性着装七忌

①忌天天"黑衣女侠"。②忌服装过于前卫。③忌穿廉价鞋,戴廉价首饰。④忌以个人喜好穿着。⑤忌办公室里背背包。⑥忌过分束腰。⑦忌穿过于宽大的衣服。

知识
链接

七、穿套裙的礼仪

崇尚传统的人士一直坚持认为女性在正式场合着装,唯独以裙装为佳,各种裤装都不宜选择。在一些人的脑海里,套裙甚至与职业女装直接画上了等号。

正宗的套裙,一般由一件女式西装上衣和一条半截裙构成。有时也可以是三件套。一套经典的、可供女性在正式场会穿着的套裙,上衣与裙子采用同一质地、同一色彩的高档面料缝制;提倡量体裁衣、做工考究;上衣注重平整、挺括、贴身,较少使用饰物、花边进行点缀;裙子应以窄裙为主,裙长以及膝或过膝为宜。

(一)套裙的选择

女性在选择套裙时需要注意以下7个基本问题:

1.**面料** 套裙所选用的面料最好是纯天然质地上乘的面料。上衣、裙子以及背心等,应当选用同一种面料。讲究外观匀称、平整、滑润、光洁、丰厚、柔软、悬垂、挺括。有弹性、手感好、不起皱、不起毛、不起球。

2.**色彩** 套裙所选用的面料色彩以冷色调为主,体现出着装者的典雅、端庄与稳重。同时,与正在风行的各种"流行色"保持一定的距离,以示传统与持重。切记,一套套裙的全部色彩不超过两种。

3.**图案** 讲究朴素简洁,可以不带任何图案。如果本人喜欢,以各种或宽或窄的格子、或大或小的圆点、或明或暗的条纹为主要图案的套裙,大都可以一试。其中,采用以方格为主体图案的格子呢所制成的套裙,可以使人静中有动,充满活力。

4.**点缀** 不宜添加过多的点缀,否则极有可能显得琐碎、杂乱、低俗和小气。

5.**尺寸** 套裙在整体造型上的变化,主要表现在它的长短与宽窄两个方面。传统的观点是,裙短则不雅,裙长则无神。裙子的下摆恰好抵达着装者小腿肚子上的丰满之处,乃是最为标准、最为理想的裙长。

套裙具体造型,主要有上长下长式、上短下短式、上长下短式、上短下长式四种基本形式。只要着装选择恰当,它们穿着起来都能够在视觉上令人赏心悦目。以宽窄肥瘦而论,套裙中的上衣分为紧身式与松身式两种。紧身式上衣的肩部平直、挺拔,腰部收紧或束腰,其长度多不过臀,整体上呈倒梯形造型,线条硬朗而鲜明。松身式上衣的肩部大都自然,或稍许垫高;腰部概不收缩,衣长往往直至大腿,线条上讲究自然流畅。一般认为紧身式上衣显得较为正统,松身式上衣看起来则更加时髦一些。

6.**造型** 套裙的造型,是指它的外观与轮廓。大致分为:

(1)"H"型:上衣较为宽松,裙子多为筒式。上衣与下裙给人以直上直下、浑然一体之感。它既可以让着装者显得优雅、含蓄和帅气,也可以为身材肥胖者遮丑。

(2)"X"型:上衣多为紧身式,裙子多为喇叭式。以上宽下松有意识地突出着装者腰部身材的纤细。这种造型,轮廓清晰而生动,令着装者看上去婀娜多姿、楚楚动人。

(3)"A"型:上衣为紧身式,裙子为宽松式。上紧下松的造型,既体现着装者上半身的身材优势,又适当地遮掩其下半身的身材劣势。总体造型显得松紧有致、富于变化和动感。

(4)"Y"型:上衣为松身式,裙子多为紧身式,并且以筒式为主,上松下紧。意在遮掩着装者上半身的短处,显现下半身的长处。往往令着装者看上去亭亭玉立、端庄大方。

7.款式　套裙款式变化,主要集中于上衣与裙子,背心的变化往往不会太大。

上衣的变化,主要表现在衣领方面。除了最为常见的平驳领、枪驳领、一字领、圆状领、"V"字领、"U"字领之外,还有青果领、披肩领、燕翼领、蟹钳领、束带领等领型。

上衣的另一个主要变化,是在衣扣方面。既有无扣式的,也有单排式、双排式的;既有明扣式的,也有暗扣式的。在衣扣的数目上,少则只有一粒,多则不少于十粒。

此外,套裙上衣在门襟、袖口、衣袋等方面,往往也会花样翻新、式样辈出。

裙子的式样也不乏变化。最常见的有西装裙、一步裙、围裹裙、筒式裙等,款式端庄、线条优美;百褶裙、旗袍裙、开衩裙、"A"字裙、喇叭裙等,则飘逸洒脱、高雅漂亮。

(二)套裙的穿法

穿着套裙时,具体的穿着与搭配方法多有讲究。一般包括:

1.长短适宜　上衣最短可以齐腰,裙子最长则可以达到小腿中部。一般情况下,上衣不宜太短,裙子也不可过长,上衣的袖长以恰恰盖住着装者的手腕为好。

2.穿着到位　上衣领子要完全翻好,衣袋的盖子要拉出来盖住衣袋;不允许将上衣披或者搭在身上;裙子要穿得端端正正,上下对齐。正式场合穿套裙时,上衣的衣扣必须一律全部系上,不允许将其部分或全部解开,更不允许当着别人的面随便将上衣脱下。

3.考虑场合　女性在各种正式的社交场合,一般以穿着套裙为好。出席宴会、舞会、音乐会时,可酌情选择与此类场面相协调的礼服或时装。

4.协调装饰　女性在穿套裙时既不可以不化妆,也不可以化浓妆。应化淡妆,恰到好处为宜;佩戴首饰以少为宜,合乎身份。允许佩戴与个人身份有关的珠宝首饰,不允许佩戴有可能过度张扬自己的"女人味"的耳环、手镯、脚链等首饰。

5.兼顾举止 穿上套裙之后，女性要站得又稳又正，不可以双腿叉开，东倒西歪，或是随便倚墙靠壁而立。就座务必注意姿态，切勿双腿分开过大，或是翘起一条腿来，脚尖抖动不已，更不可以脚尖挑鞋摇晃，甚至当众脱下鞋袜。行走时或取放东西时，由于裙摆所限，不能够大步流星地奔向前去，而只宜以小碎步疾行，步子以轻、稳为佳。

(三) 搭配

1.衬衫 面料要求轻薄柔软，如真丝、麻纱、府绸、罗布、花瑶、涤棉等；色彩要求雅致端庄且不失女性的妩媚。除白色外，其他各式各样的色彩，包括流行色在内，只要不过于鲜艳，同时与所穿套裙的色彩不相互排斥，均可用作衬衫的色彩。以单色为最佳，无任何图案的衬衫最得当。穿衬衫时，需要注意下述事项：

（1）衬衫的下摆必须掖入裙腰之内，不得任其悬垂于外，或是将其在腰间打结。

（2）衬衫的纽扣要系好。除领扣按惯例允许不系外，其他纽扣均不得随意解开。

（3）衬衫在公共场合不宜直接外穿。不可在外人面前脱下上衣，直接以衬衫面对对方。身穿紧身而透明的衬衫时，特别须牢记这一点。

2.内衣 内衣被女性称为"贴身的关怀"。女性必须注意，内衣一定要穿；内衣不宜外穿；内衣不准外露；内衣不准外透。

一套内衣往往由胸罩、内裤以及腹带、吊袜带、连体衣等构成。内衣应柔软贴身，并且起支撑和烘托女性线条的作用。选择内衣时，最关键的是大小适当，既不能过于宽大晃悠，也不能过于窄小夹人，也不应当使其轮廓在套裙之外展现出来。以纯棉、真丝等面料为佳。常规的白色、肉色为首选，也可以是粉色、红色、紫色、棕色、蓝色和黑色等。

3.衬裙　衬裙的色彩宜为单色,如白色、肉色等,但必须与外面套裙的色彩相互协调;衬裙上不宜出现任何图案;款式注意线条简单、穿着合身、大小适度,既不能长于外穿的套裙,也不能过于肥大,将外穿的套裙撑得变形。穿衬裙时,要注意,一是衬裙的裙腰不可高于套裙的裙腰,从而暴露在外;二是应将衬衫的下摆掖入衬裙与套裙裙腰之间,切不可掖入衬裙裙腰之内。

4.鞋袜　被称为女性的"腿部景致"或"足上风光"。女性所穿的用以与套裙配套的鞋子,宜为皮鞋,以牛皮鞋为上品。宜为高跟、半高跟的船式皮鞋或盖式皮鞋,系带式皮鞋、丁字式皮鞋、皮靴、皮凉鞋等,都不宜采用。与套裙配套的皮鞋,以黑色最为正统。此外,与套裙色彩一致的皮鞋亦可选择。但是鲜红、明黄、艳绿、浅紫的鞋子不宜。穿套裙时所穿袜子,可以是尼龙丝袜或羊毛袜。可有肉色、黑色、浅灰、浅棕等几种常规选择,宜为单色。多色袜、彩色袜,以及白色、红色、蓝色、绿色、紫色等色彩的袜子,都是不适宜的。高筒袜、连裤袜是与套裙的标准搭配。中筒袜、低筒袜,绝对不宜与套裙同穿。穿套裙的女性在穿鞋袜时,有5点需要注意:

(1)鞋袜大小相宜:鞋子大了不跟脚,袜子大了则会松松垮垮,甚至还会往下掉。

(2)鞋袜完好无损:鞋子如果有裂缝、破残,袜子如果有洞、跳丝,均应立即更换。

(3)鞋袜不可当众脱下:随便脱下鞋子,或是处于半脱鞋状态或将袜子撸下去一半,甚至当着外人的面脱去袜子,都是有失身份的。

(4)袜子不可乱穿:不能同时穿两双袜子,也不许将健美裤、九分裤等裤装当袜子穿。

(5)袜口不可暴露于外:将袜口暴露在外,是一种既缺乏服饰品位又失礼的表现。

八、穿旗袍的礼仪

旗袍是我国的传统女装,有多种不同的款式、质料和颜色。作为礼服,多采用紧扣的高领、贴身、衣长过膝,两旁开衩,斜式开襟,袖口至手腕上方或肘关节上端的款式,配以高跟或半高跟皮鞋,面料以高级呢绒绸缎为主。

(一)旗袍的式样

1.**襟衩分类** 襟式有开襟、对襟、斜襟、琵琶襟、如意襟等五种;衩式有低开衩、中开衩、高开衩。

2.**袖领分类** 袖式有无袖、短袖、长袖三种;领式有无领、低领、高领三种(图4-1)。

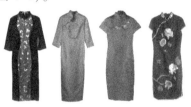

图4-1 旗袍

3.**长厚分类** 长短分为短式旗袍、中式旗袍、长式旗袍三种;厚薄分为单旗袍、夹旗袍、棉旗袍三种。

4.**流行穿着** 目前流行的是对襟和开襟,中开衩和高开衩,无袖和短袖,中领和高领,中式和长式。目前穿旗袍以单为主,以夹为辅。

(二)旗袍的穿着礼仪

1.**就座方式** 由于旗袍的开衩较高,一般情况下应采取站立姿势,能够突出旗袍的雍容、华贵、高雅气质。如果就座,必须双手将旗袍后片持至大腿下再坐下,切不可为了防止旗袍起皱而向后撩起就座,有失大雅。通常采用侧坐姿,不宜跷二郎腿。

2.**下蹲方式** 需要下蹲时,应一脚在前,一脚在后,前脚掌全部落地,后脚脚跟提起,前膝高、后膝低并靠近前方小腿,两腿紧靠下蹲。用一只手将旗袍后片向下捋,随势下蹲。

3.**鞋袜及服饰** 穿着旗袍时,鞋袜饰品应与所穿旗袍相匹配,应穿肉色长袜,配高跟或半高跟鞋。适当佩戴金、银、珍珠或玛瑙项链以及胸花耳坠等首饰,加以装扮,提高旗袍高贵典雅的风采。

第五章 仪态礼仪

仪态是一个人的性格、气质、学识和修养的外在表现，是一个人所具有相对稳定的行为习惯的外在表达方式，是一个人在自然状态下言谈举止所表现出来的自身独特的声音、语气、语调、表情、手势和动作等。

在人际交往过程中，仪态是除语言以外礼仪的重要表现形式，是通过人体的动作和表情表达思想情感的语言符号。仪态是人内心的一面镜子，行为举止的变化是由人的心态变化所引起的，任何一种举止行为都毫无掩饰地反映了个人的某种心理状态和内在修养。对一个人的评价，往往就来源于对他的一言一行、一举一动的观察和概括。

优雅的仪态不是天生的，医护人员可以通过修炼掌握正确的举止姿态，矫正不良的行为习惯，就能达到自然美和修饰美的完美结合。

第一节 站姿礼仪

站姿是人在静态下的造型动作，是其他人体动态造型的基础和起点。正确健康的站姿，从侧面看人的脊椎骨成自然垂直的状态，身体的重心应置于双足的后部。

无论男女，站立时都要防止东倒西歪，给人重心不稳的感觉。站立时不要双手叉腰或抱在胸前，貌似盛气凌人。

一、站姿自然

（一）基本站姿

基本站姿是指人在自然站立时所展示的正确姿势。基本要求是：

1.**头正**　双目平视前方，嘴微闭，微微内收下颌，面带微笑，表情自然，颈部挺直。

2.**肩平**　两肩平正，稍稍放松，并稍向后下沉，呼吸自然。

3.**臂垂**　两臂自然下垂，置于身体两侧，手指稍许弯曲，指尖朝下，中指对准裤缝。

4.**躯挺**　挺起胸部，上收小腹，腰部直立，上提臀部。

5.**脚并**　两腿立正并拢，双膝与两脚根部贴紧在一起，脚跟靠拢，两脚呈"V"字状分开，两脚尖距离约一个拳头宽度，但夹角最大不能超过60°。

基本的站姿与部队战士的立正区别在于多了些自然、亲近和柔美。

（1）女士工作中的站姿，双脚可站成"V"字型或"丁"字型，右手搭在左手上贴于腹部。

（2）男士工作中的站姿，双脚平行，也可调整成"V"字型，双手下垂于身体两侧，或左手搭在右手上贴于腹部，也可以将手放在背后，贴于臀部。

（3）工作中的站姿一定要合乎规范，特别是在隆重的场合下，站立一定要严格按照要求做。站累时，单腿可以后撤半步，身体重心可前后移动，但双腿必须保持直立。

（二）站姿的训练

站姿是体态中最基础的姿势，站姿如何将直接影响人体姿态的整体美。因此，站姿训练必须要有明确的训练内容、要求及训练步骤，才能达到训练的目的。

1.站姿训练的内容、要求

（1）站立训练时身体重心的位置或重心的调整，使之身体正直、中心平衡，并能自然改变站立的姿势。

（2）训练两脚位置与两脚间的距离，并与手的位置和谐一致，使整个身体协调、自然。

（3）训练挺胸、收腹、立腰、提臀、身体重心上升，使躯体挺拔、向上。

（4）站立训练时，应面带微笑、心情愉悦、精神饱满，通体充满活力，给人以感染力。

（5）训练站立的耐久性，能适应较长时间站立工作的需要。

2.站姿训练的方法 站姿训练时间每次应控制在 20~30 分钟，训练时最好配上轻松愉快的音乐，用以调整心境，既可以防止训练的单调性，又可以减轻疲劳感。

（1）顶书训练：把书本放在头顶中心，为使书不掉下来，头、躯体自然会保持平稳。这种训练方法可以纠正低头、仰脸、头歪、头晃及左顾右盼的毛病。

（2）背靠背训练：两人一组，背靠背站立，两人的头部、肩部、臀部、小腿、脚跟紧靠，并在两人的肩部、小腿部相靠处各放一张卡片，不能让其滑动或掉下。

（3）对镜训练：面对镜面，检查自己的站姿及整体形象，看是否歪头、斜肩、含胸、驼背、弯腿等，发现问题及时调整。

二、医护人员站姿

男性在站立时，要注意表现出男性刚健、潇洒、英武、强壮的风采，要力求给人一种"壮"的优美感。在站立时，男性可以将双手相握、叠放于腹前，或者相握放于身后。双脚可以叉开，与肩部同宽为双脚叉开后两脚之间相距的极限（图5-1）。

女性在站立时，要注意表现出女性轻盈、妩媚、娴静、典雅的韵味,要努力给人以一种"静"的优美感。在站立时,女性可以将双手相握或叠放于腹前。双脚可在以一条腿为重心的前提下,稍许叉开(图5-2)。

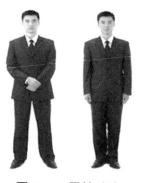

图5-1 男性站姿

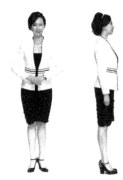

图5-2 女性站姿

三、不良站姿

(一)身躯歪斜

医护人员在站立时,若是身躯出现明显的歪斜,如头偏、肩斜、身歪、腿曲,或膝部不直等,使人产生颓废消沉、萎靡不振、自由放纵的感觉。

(二)弯腰驼背

这是一个人身躯歪斜时的一种特殊表现。除腰部弯曲、背部弓起外,还会伴有颈部弯缩、胸部凹陷、臀部掀起等。显得一个人缺乏锻炼,健康不佳,无精打采。

(三)趴伏倚靠

在工作岗位上,医护人员要确保自己"站有站相",就不能在站立时自由散漫,随便偷懒。

(四)双腿大叉

双腿站立时分开的幅度,一般情况下应越小越好,双腿并拢最好。即使是将其分开,也要注意不可使二者之间的距离较本人的肩部为宽。

(五)脚位不当

医护人员在工作岗位上站立时,双脚在站立时呈现出"V"字式、"丁"字式、平行式等脚位,通常都是允许的。若采用"人"字式、蹬踏式等脚位是不允许的。

(六)手位不当

站立时,与脚位不当一样,手位如果不当,同样也会破坏站姿的整体效果。站立时不当的手位主要有:

(1)将手放在衣服的口袋内。

(2)将双手抱在胸前。

(3)将两手抱在脑后。

(4)将双肘支于某处。

(5)用两手托住下巴。

(6)手持私人物品。

(七)半坐半立

在工作岗位上,医护人员必须严守自己的岗位规范,该站就站,该坐就坐,绝对不允许在需要自己站立时,为了贪图安逸,而擅自采取半坐半立姿势。

(八)浑身乱动

站立时,允许略作体位变动,但不宜在站立时频繁地变化体位,甚至浑身上下乱动不止,手臂挥来挥去,身躯扭来扭去,腿脚抖来抖去等。

第二节　走姿礼仪

正确的走姿是建立在正确的站姿基础上的。其基本要求是：身体协调、姿势优美、步伐从容、步态平稳、步幅适中、步速均匀、走成直线。走路时要上身挺直，头部端正，微收下颌，两肩齐平，挺胸，收腹，立腰，双目平视，表情自然，精神饱满。行径途中要相互礼让，礼宾有序，遇友主动问候，遵守交通规则。避免勾肩搭背、左顾右盼、指指点点、摇头晃脑、双手乱放等不雅姿势。

一、基本走姿

行走时，头要抬起，两眼平视前方，内收下颌，表情自然平和，双臂自然下垂，手掌心向内，并以身体为中心前后摆动。步幅适度，脚步宜轻且富有弹性和节奏感。上身挺拔，腿部伸直，腰部放松，重心稍前倾，身体重量要落在前脚掌上，并注意随着脚步移动不断调整重心向前过渡，切忌让重心停留在脚后跟上。

男士应抬头、挺胸、收腹、立腰，上体平稳，双肩平齐，目光平视，双臂前后自然摆动，摆幅前后为30°~40°，两手自然弯曲，与腿的距离不超过一拳，步履稳健大方，呈现男性阳刚之美。

女士应头部端正，目光柔和，平视前方，上体自然挺直，收腹挺腰，两腿靠拢而行，步履匀称，轻盈自如，端庄文雅，含蓄恬静，显示女性庄重文雅的温柔之美。

1.方向明确　保持正确的行进方向，形成一条虚拟的直线，行走轨迹要在一条直线上。即男士双脚轨迹是两条虚拟的平行线；女士双脚内侧要紧靠一条虚拟的直线。

2.步幅适当　步幅是指行走时两脚之间的距离，步幅长短，不同性别和身高存在差异。男子每步一般40厘米，女子每步一般36厘米，每步的大小应当基本保持一致。

3.步速平稳 通常情况下行走速度要保持均匀平稳,不可忽快忽慢,也不可过快或过慢(散步等特殊情况除外)。一般情况下,每分钟行走60~100步都比较正常。

4.重心放准 起步时,身体须向前微倾,身体的重量要落在前脚掌上。行进中,应注意使自己身体重心随着脚步的移动不断地向前过渡,切勿让身体的重心停留在后脚上。

5.身体协调 在行进时保持身体的和谐,需要注意以脚跟先着地,膝盖在脚步落地时应当伸直,腰部要成为重心移动的轴线,双臂在身体两侧一前一后地自然摆动。

6.造型优美 行进中保持优美的身体造型,一定要做到昂首挺胸,步伐轻松矫健。行走时应面向前方,两眼平视,挺胸收腹,直起腰、背,伸直腿部,使自己的全身从正面看上去犹如一条直线。

行走过程中,应力戒行走带响、狂奔猛跑、连蹦带跳、背手而行、左顾右盼、摇头晃脑、摆胯扭腰、低头看脚、横冲直撞、与人抢道等现象。

二、特例规范

医护人员需要了解行进姿势的特例。主要包括陪同引导、上下楼梯、进出电梯、出入房门、搀扶帮助、变向行走等。

(一)陪同引导

陪同,指的是陪伴别人一同行进。引导,则是指在行进中带领别人,有时又叫引领、引路或带路。陪同引导客人时,通常应注意以下4点:

1.本人所处的方位 若双方并排行进时,陪同人员应居于左侧。若双方单行行进时,则陪同人员应居于左前方约一米的位置。当客人不熟悉行进方向时,一般不应请其先行,同时也不应让其走在左侧。

2.协调的行进速度 本人行进速度须与对方相协调,勿我行我素,走得太快或太慢。

3.及时地关照提醒 陪同引导客人时,一定要处处以对方为中心。每当经过拐角、楼梯或道路坎坷、照明欠佳之处时,须关照提醒对方留意。

4.采用正确的体位 陪同引导客人时,有必要采取一些特殊的体位。请对方开始行进时,应面向对方,稍许欠身。行进中与对方交谈或答问时,应以头部、上身转向对方。

(二)上下楼梯

上下楼梯时,医护人员应当遵守一些有关的具体规定:

1.要走专门指定的楼梯 若本单位有这种规定,一定要自觉遵守。

2.要减少在楼梯上的停留 楼梯多是人来人往之处,所以不要停在楼梯上休息、站在楼梯上与人交谈或是在楼梯上慢慢悠悠地行进。

3.要坚持"右上右下"原则 上下楼梯时,不可并排行走,应当自右侧而上,自右侧而下,便于有急事的人快速通过,这是惯例。

4.要注意礼让病人 上下楼梯时,千万不要同病人抢行,可请对方先行。当自己陪同引导客人时,在上下楼梯时应先行在前。

(三)进出电梯

使用电梯时,要注意以下4个主要问题:

1.要使用专用的电梯 假如本单位做出了这种规定,一定要自觉遵守。

2.要牢记"先出后进" 乘电梯时,里面的人出来之后,外面的人方可进去。否则,一旦出入电梯时人数过多,就会出现混乱的场面。

3.**要照顾好客人** 医护人员在乘电梯时碰上并不相识的服务对象,也要以礼相待,请对方先进先出。

4.**要尊重周围的乘客** 进出电梯时,大都要侧身而行,免得碰撞、踩踏别人。进入电梯后,应尽量站在里边。人多的话,最好面向内侧,或与他人侧身相向。下电梯前,要做好准备,提前换到电梯门口。

(四)出入房门

进入或离开房间时,应注意要先通报。在出入房门时,尤其是在进入房门前,一定要采取叩门、按铃的方式,向房内人员进行通报。

1.**要以手开关** 出入房门时,务必要用手来开门或关门。在开关房门时,用肘部顶、用膝盖拱、用臀部撞、用脚尖踢、用脚跟蹬等不良做法,都不宜为医护人员所用。

2.**要面向他人** 出入房门,特别是在出入一个较小的房间,而房内又有熟人时,最好是反手关门,反手开门,并且始终注意面向对方,而不是背朝对方。

3.**要"后入后出"** 与他人一起先后出入房门时,为了表示自己的礼貌,工作人员一般自己后进后出,而请对方先进先出。

4.**要为人拉门** 有时,在陪同引导他人时,陪同人员还有义务在出入房门时替对方拉门。

(五)搀扶他人

医护人员搀扶他人时,需要注意:

1.**主动搀扶** 对年老体弱的长者(尊者),主动提供搀扶帮助,是中华民族的传统美德。

2.**注意性别** 对年龄相仿的异性提供搀扶帮助时,必须征得对方的同意。

3.**搀扶的位置** 以搀扶手臂为宜,搀扶其他部位应当慎重(搀扶病人例外)。

4.不可随意滥用　若对方在没有帮助必要的情况下，主动采取搀扶帮助行动，只会让对方产生虚假造作之感。

(六) 变向行走

主要包括除常规前行之外的后退、侧行、前行转身、后退转身等等。

1.后退　扭头就走是失礼，可采用先面向交往对象后退几步，方才转身离去的做法。通常面向他人至少后退两三步。后退时步幅宜小，脚宜轻擦地面。转体时，应身先头后。若先转头或头与身同时转向，均为不妥。

2.侧行　有两种情况。一是与同行者交谈时，具体做法是，上身宜转向交谈对象。距对方较远一侧的肩部朝前，距对方较近一侧的肩部稍后，身体与对方身体之间保持一定距离。二是与他人狭路相逢时，此刻宜两肩一前一后，胸部转向对方，而不应背向对方。

3.前行转身　即前行之中转身而行。分为两种，一是前行右转，以左脚掌为轴心，向右转体 90°，同时迈出右脚。二是前行左转，以右脚掌为轴心，向左转体 90°，同时迈出左脚。

4.后退转身　后退转身，可分为三种情况。一是后退右转，先退行几步后，以左脚掌为轴心，向右转体 90°，同时向右迈出右脚。二是后退左转，先退几步后，以右脚掌为轴心，向左转体 90°，同时向左迈出左脚。三是后退后转，先退几步，以左脚为轴心，向右转体 180°，然后迈出右脚；或是以右脚为轴心向左转体 180°，然后迈出左脚。

三、走姿训练

训练时一定要掌握要领，严格按规定要求，按步骤正规训练。

1.双肩双臂摆动训练　身体直立，以躯干为轴，双臂前后自然摆动。注意摆幅适度,纠正双肩过于僵硬、双臂左右摆动的毛病。

2.步位、步幅训练　在地上划一条直线,行走时检查自己的步位和步幅是否正确,纠正"外八"、"内八"及脚步过大、过小的毛病。

3.顶书训练　将书本置于头顶,保持行走头正、颈直、目不斜视,纠正走路摇头晃脑、东瞧西望的毛病。

4.步态综合训练　训练行走时各种动作的协调,最好配上节奏感较强的音乐,注意掌握好走路时的速度、节拍。保持身体平衡,双臂摆动对称,动作协调。

5.穿不同鞋子的走姿　穿平底鞋,比较自然、随便,脚跟先落地,力度要均匀。穿高跟鞋,身体重心前移,胸部自然挺起,膝关节要绷直,并收腹、提臀、直腰,步幅要小、脚后跟要走成一直线。

第三节　坐姿礼仪

一、坐姿端庄

端庄、沉稳、优雅的坐姿,表现出一个人的静态美。在社交场合,选择坐姿要注意两个要素:一是在尊者(长者、领导等)面前或无法判定周围的人是否比你重要时,可请他人先坐,或是待他人坐下后再坐。二是在外人面前务必要采用正确的坐姿。

(一)入座轻缓

入座,又叫就座或落座。它指的是人们坐到座位上去的行动。

1.在他人之后入座　出于礼貌,礼让尊长,让尊者先入座后,自己再入座;与他人身份或年龄相近,可以与对方同时入座;若对方是自己的客人时,一定要先请对方入座,自己再入座。

2.在适当之处就座　在大庭广众之处就座时,一定要坐在椅、凳等常规的位置。要是坐在桌子上、窗台上、地板上,往往是失礼的。

3.合"礼"之处就座　与他人同时就座时,应当注意座位的尊卑,主动将上座让人。

4.从座位左侧就座　条件假若允许,在就座时最好从座椅的左侧接近它。

5.向周围的人致意　在就座时,若附近坐着熟人,应主动跟对方打招呼。若身边的人不认识,也应先点点头。在公共场合,要想坐在别人身旁,则须先征得对方首肯。

6.毫无声息地就座　就座时要减慢速度,放松动作,不要坐得座椅乱响,噪音扰人。

7.以背部接近座椅　在他人面前就座,背对着自己的座椅,这样就不至于背对着对方。得体的做法是先侧身走近座椅,背对其站立,右腿后退一点,以小腿确定一下座椅的位置,然后随势坐下(女士若穿裙子,下坐时要先整理一下后裙摆),可以手扶座椅把手。

8.坐下后调整体位　为使自己坐得舒适,可在坐下后调整一下体位或整理一下衣服。但是这一动作不可与就座同时进行。

(二)基本坐姿

一般为上身直挺,上体与桌、椅均保持一拳左右的距离。双膝并拢,双脚自然下垂,不可前后交叉或分开。双手掌心向下相叠或两手相握,置于桌上,若无桌,双手应放置在身体一边或膝盖上。头、颈保持立正时的姿势不变。坐着谈话时,上体与两腿应同时转向对方,双目正视说话者。男女坐姿大体相同,细节上存在一些差异(图5-3)。

1.下肢的体位　坐好之后下肢的体位主要由双腿与双脚所

处的位置所决定。主要有：

（1）"正襟危坐"式：也称正坐或双腿垂直式的基本坐姿，适用于最正规的场合。要求上身与大腿、大腿与小腿都形成直角，小腿垂直于地面。双膝、双腿、双脚的根部要完全靠拢。

（2）垂腿开膝式：它多为男性所用，也较为正规。主要要求是上身与大腿、大腿与小腿皆为直角，小腿垂直于地面。双膝允许分开，但不得超过肩宽。

（3）双腿叠放式：它适合穿短裙的女士采用，造型优雅。主要是将双腿完全地一上一下交叠在一起，交叠后的两腿之间没有任何缝隙，犹如一条直线。双脚斜放于左或右一侧，斜放后的腿部与地面呈45°夹角，叠放在上的脚尖垂向地面。

（4）双腿斜放式：它适于穿裙子的女士在较低处就座所用。主要要求是双腿并拢，然后双脚向左或向右侧斜放，力求使斜放后的腿部与地面呈45°夹角。

（5）双脚交叉式：适用于各种场合，男女皆可选用。要求双膝先并拢，然后双脚在踝部交叉。交叉后的双脚可以内收，也可以斜放，但不宜向前方远远地直伸出去。

（6）双脚内收式：适合在一般场合采用，而且男女皆宜。主要要求是双腿并拢，双膝略打开，小腿稍许分开后向内侧屈回，双脚脚掌着地。

（7）前伸后曲式：也是女性适用的一种优美坐姿。主要要求是大腿并拢后，向前伸出一条腿，并将另一条腿屈后，两脚脚掌着地，双脚前后要保持在一条直线上。

（8）大腿叠放式：多适合男性在非正式场合采用。主要要求是两条腿在大腿部分叠放在一起。叠放之后位于下方的一条腿的小腿垂直于地面，脚掌着地，位于上方的另一条腿的小腿则向内收，同时宜以脚尖向下。

2.上身的体位 上身的体位，即坐好之后，头部、躯干与上肢的具体位置。

1)头部位置端正：在外人面前就座时，不要出现仰头、低头、歪头、扭头等情况。

2)坐定之后的标准头位：应当头部抬直，双目平视，下巴内收。在与人交谈时，可以面向正前方，或者面部侧向对方，但不准将后脑勺对着对方。

3)躯干位置的直立：坐好之后，身体躯干部位也要保持端正。需要注意：一是基本的轮廓。在大庭广众前就座时，躯干的基本轮廓要力求美观宜人。最重要的是，躯干要挺直，胸部要挺起，腹部要内收，腰部与背部一定要直立。二是椅背的依靠。倚靠主要用以休息。所以因工作需要而就座时，通常不应当将上身完全倚靠着座椅的背部。可能的话，背部最好不接触椅背。三是椅面的占用。既然不宜经常倚靠椅背，那么就同时存在着椅面的占用问题。在尊长面前，一般不宜坐满椅面。坐好后占其3/4左右，于礼最为适当。四是身子的朝向。与他人交谈时，为表示对其重视，不仅应面向对方，还要将整个上身朝向对方。不过一定要注意，侧身而坐时，躯干不要歪扭倾斜。

4)手臂位置的摆放：根据实际需要，坐好后手臂摆放的位置要恰当。主要有：

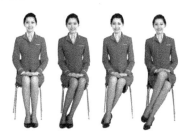

图5-3 坐姿

（1）放在两条大腿上：要求是：①双手各自扶在一条大腿上。②双手叠放后放在两条大腿上。③双手相握后放在两条大腿上。将手放在小腿上,是不可以的。

(2)放在一条大腿上:侧身与人交谈时,通常宜将双手置于自己所侧向一方的大腿上。其方法有双手叠放和双手相握。

(3)放在皮包文件上:当穿短裙的女士面对男士而坐时,为避免"走光",一般可将自己随身携带的皮包或文件夹放在并拢的大腿上。随后,将双手或扶、或叠、或握后置于其上。也可以选择高一点的座位。还可以穿较短的四角短裤,以防"不测"。

(4)放在身前桌上:将双手平扶在桌子边沿,也可将双手相握或将双手叠放在桌上。

(5)放在身旁扶手上:正身而坐时,宜将双手分扶在两侧扶手上。侧身而坐时,则应当将双手叠放或相握后,置于侧身一侧的扶手上。

(三)离座的要求

离座就是采用坐姿的人起身离去。在离座时,主要有五条要求:

1.先有表示 离开座椅时,身旁如有人在座,须以语言或动作向其示意,方可站起身来。若不打招呼,一蹦而起,会惊扰别人。

2.注意先后 与他人同时离座,须注意起身的先后次序。地位低于对方时,应稍后离座。地位高于对方时,则可首先离座。双方身份相似时,才允许同时起身离座。

3.起身缓慢 起身离座时,最好动作轻缓,无声无息,尤其要避免"拖泥带水",弄响座椅,或将椅垫、椅罩滑落地面。

4.站好再走 离开座椅后,先要采用"基本的站姿",站稳之后,方可离去。若是起身便跑,或是离座与走开同时进行,则会显得自己过于匆忙。

5.从左离开 有可能时,宜从左侧离去。与"左入"一样,"左出"也是一种礼节。

（四）不同坐姿的心态

1.猛坐与轻坐　相互熟悉的性格豪爽的人落座时，一般速度较快、动作幅度较大；初次会面，拜见长辈，个性文静的人，落座时一般动作小而轻缓。

2.深坐与浅坐　深坐就是靠后坐，表示充满自信；浅坐就是靠前坐，表示尊重谦虚。

3.张腿坐与并腿坐　张腿坐，对于男性表示个性奔放、胸怀开阔、充满自信；女性则不雅观。并腿坐，男子表示严肃、郑重、认真；女子则表示端庄、郑重、文静。

4.其他坐姿　在一些特定场合，特殊情况下还有其他各种各样的坐姿。如侧坐椅子、倒坐椅子、半躺半坐等，但在正式场合是不适当的。

二、坐姿的训练

坐姿训练，最好是在形体训练房进行，对着镜子检查自己的坐姿。也可两人之间互相指导纠正。训练时间每次可在20~30分钟，训练时最好配上音乐，以减轻疲劳。

三、不雅的坐姿

1.双腿叉开过大　不论是大腿还是小腿叉开过大，都极其不雅，尤其是女性。

2.架腿方式欠妥　坐后将双腿架在一起，不是绝对不可以。但正确的方式应当是两条大腿相架，并使二者并拢。若两者之间还留出大的空隙，特别是双腿架在一起成"4"字状，便成为"架二郎腿"了。

3.双腿直伸出去　坐下后，不宜将双腿直挺挺地伸向前方。那样做不仅有可能会有碍于人，而且也有碍观瞻。身前若有桌子，双腿尽量不要伸到外面来。

4.将腿放上桌椅　将双腿或单腿置于高处,或将其抬到身前的桌子或椅子上。这样做会给人带来不良的印象。把一条腿或双腿盘在本人所坐的座椅上,也是不合适的。

5.腿部抖动摇晃　坐在别人面前,反反复复地抖动或摇晃自己的腿部,不仅会令他人心烦意乱,也会给人不安稳的印象。

6.脚掌指向他人　任何一种坐姿,都不宜伸出脚掌指向他人,否则就失礼了。

7.脚尖翘起　坐下后,不允许仅以脚跟接触地面,将脚尖翘起。

8.脚蹬踏他物　坐下后,脚在别处乱蹬乱踩,甚至蹬踩于高处,都是不合适的。

9.脚自脱鞋袜　脱鞋脱袜,属于个人隐私和"卧房动作",绝对不宜当众表演。

10.手触摸脚部　在就座以后用手抚摸小腿或脚部,既不卫生也不文明。

11.手部置于桌下　就座后双手应置于身前桌上。单手或双手放在桌下不合礼仪。

12.手部支于桌上　用双肘支在面前的桌上,对同座的人来说是不礼貌的。

13.双手抱腿　双手抱腿是一种惬意、放松的休息姿势,但在工作之中不可取。

14.手夹在腿间　坐下后将双手夹在两腿之间,这是一种显得胆怯或害羞的动作。

15.上身趴伏　坐后上身趴伏在桌椅上或本人大腿上休息,工作中是不允许的。

第四节　蹲姿礼仪

在工作岗位上通常不允许医护人员采用蹲的姿势去直接面对自己的服务对象。只有遇上比较特殊的情况，才允许医护人员在其工作之中酌情采用蹲的姿势。

一、适用情况

1.整理工作环境　需要对自己的工作岗位进行收拾、清理时，可采取蹲的姿势。

2.给予他人帮助　需要以下蹲姿势帮助他人时，可采取蹲的姿势。

3.提供必要服务　当医护工作人员直接服务于他人，而又有其必要时，可采用下蹲的姿势。另外，当客人坐处较低，以站立姿势为其服务既不文明又不方便时，亦可改用下蹲姿势。

4.捡拾地面物品　当本人或他人的物品掉落地上，或需要从低处被拿起来时，应采用下蹲的姿势（图5-4）。

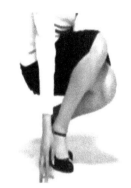

图5-4　下蹲捡取物品

5.自己照顾自己　有时，需要自己照顾一下自己，如整理一下自己的鞋袜等。

二、注意事项

1.不要突然下蹲　下蹲的时候，速度切勿过快。在行进中需要下蹲时，尤须牢记。

2.不要距人过近 在下蹲时,应与身边人保持一定的距离。与他人同时下蹲时,更不能忽略双方之间的距离,以防彼此"迎头相撞"。

3.不要方位失当 在他人身边下蹲,尤其是在客人身旁下蹲,最好是与其侧身相向。

4.不要毫无遮掩 女性夏季时节下蹲时,最好用手捂住上衣领口。身着裙装的女性下蹲时,一定要避免下身毫无遮掩的情况,尤其是要防止大腿叉开,不然就会使个人隐私暴露于外人眼中。

5.不要随意滥用 在帮助他人时,若在毫无必要的情况下采用下蹲的姿势,只会给对方虚假造作之感。

6.不要蹲在椅子上 在我国有些地区的人,有着"椅子不坐蹲起来"的生活习惯。但是在工作岗位上这么做,自然是不能被接受的。

7.不要蹲着休息 蹲着是可以休息的。但对医护人员,这种做法却绝对不能允许。

三、常见蹲姿

1.高低式 高低式蹲姿是人们平时使用最多的一种蹲的姿势,即双膝一高一低。下蹲时,双脚前后交错,左脚在前,右腿稍后。左脚应完全着地,小腿基本上垂直于地面;右脚则应脚掌着地,脚跟提起。此刻右膝须低于左膝,右膝内侧可靠于左小腿的内侧,形成左膝高右膝低之态。女性应靠紧两腿,男性则可适当地将其分开。臀部向下,基本上以右腿支撑身体(图5-5)。

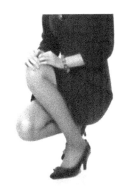

图5-5 高低式蹲姿

2.交叉式 交叉式蹲姿通常适用于女性,尤其是身穿短裙的女性采用。它的主要优点是造型优美典雅。下蹲时,右脚在前,左脚在后,右小腿垂直于地面,全脚着地。右腿在上、左腿在下,二者交叉重叠。左膝由后下方伸向右侧,左脚脚跟抬起,并且脚掌着地。两腿前后靠近,合力支撑身体。上身略向前倾,而臀部朝下。

3.半蹲式 半蹲式蹲姿多见于行进之中临时采用。它的基本特征是身体半立半蹲。在下蹲时,上身稍许弯下,但不宜与下肢构成直角或锐角;臀部务必向下,而不是撅起。双膝略为弯曲,其角度可根据需要有大有小,但一般应为钝角;身体的重心应放在一条腿上;两腿之间不宜分开过大。

4.半跪式 半跪式蹲姿,又叫单跪式蹲姿。它也是一种非正式蹲姿,多用于下蹲时间较长,或为了用力方便之时。它的基本特征,是双腿一蹲一跪。下蹲之后,改为一腿单膝点地,臀部坐在其脚跟之上,而以其脚尖着地。另外一条腿,则应当全脚着地,小腿垂直于地面。双膝应同时向外,双腿应尽力靠拢。

第五节 手势礼仪

手势是表示某种意思时用手所做的动作,也是一种表现力较强的"体态语言"。在社交活动中,恰当地使用手势有助于语言表达,并能给人以肯定、明确的强调。

规范使用手势。如"指示方向"的手势、"请"的手势、"鼓掌"的手势等,都有其约定俗成的动作和要求,不能乱加使用,以免产生误解,引起麻烦。

适度使用手势。手势语在交际中的作用显而易见,但在使用时应有所节制,如果滥用手势会让人产生反感。

手势的区域性差异。不同的区域人们往往使用不同的"手语"。如竖起大拇指,在中国意思是夸奖、表扬,而在一些西方国家则是打车的意思。

避免不当手势。有些手势会令人反感,严重影响自身的形象。如当众搔头皮、掏耳朵、抠鼻子、剔牙、咬指甲、剜眼屎、搓泥垢,或用手指在桌上乱写、乱画等。

一、常用手势

(一) 正常垂放

正常垂放是手势的基本形式,它的具体做法有五种:①双手指尖朝下,掌心向内,手臂伸直后分别紧贴于两腿裤线处。②双手伸直后自然相交于小腹之处,掌心向内,一只手在上一只手在下叠放或相握在一起(图5-6)。③双手伸直后自然相交于背后,掌心向外,两只手相握或相叠在一起。④一只手紧贴裤线自

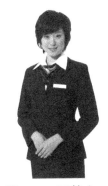

图5-6　手势之一

然垂放,而另外一只手则略为弯曲,掌心向内搭在腹前。⑤一只手紧贴裤线自然垂放,而另外一只手则略为弯曲,掌心向外背在身后。

(二) 自然搭放

自然搭放的手势,即两手相搭,两臂稍有弯曲,肘部朝向外侧。

(三) 手持物品

工作之中,医护人员在持物时,要做到稳妥、自然、到位、卫生。

1.稳妥　手持物品时,可根据其具体重量、形状以及易碎与否,采取不同的手势。可以使用双手,也可以只用一只手,关键

是要确保物品的安全,尽量轻拿轻放。

2.自然　手持物品时,可依据本人的能力与实际需要,酌情以拿、捏、提、握、抓、扛、夹等不同的姿势。不过一定要避免在持物时手势夸张、"小题大作",失之于自然美。

3.到位　在需要手持物品时,应当将手置于一定位置,就是持物到位的涵义。

4.卫生　为人取拿食品时,切忌直接下手。敬茶、斟酒、送汤、上菜时,千万不要把手指搭在杯、碗、碟、盘边沿,更不能无意之间使手指浸入其中。

(四)递接物品

递送或接取物品,是人们交流、使用物品的手势。

1.双手为宜　双手递物于人是最佳手势。不方便双手并用时,也要采用右手。以左手递物,通常被视为失礼之举。

2.递于手中　递给他人的物品,以直接交到对方手中为好。不到万不得已,最好不要将所送的物品放在别处。

3.主动上前　若双方相距过远,递物者应当主动走近接物者。假如自己坐着的话,还应尽量在递送物时起身站立。

4.方便接拿　在递物于人时,应为对方留出便于接取物品的地方,不要让其感到接物时无从下手。将带有文字的物品递交他人时,还须使其正面面对对方。

5.尖、刃内向　将带尖、带刃或其他易于伤人的物品递于他人时,切勿以尖、刃直指对方。合乎礼仪规范做法,是应当使其朝向自己,或是朝向他处。

6.接取物品　应当目视对方,不要只顾注视物品。一定要用双手或右手,绝不能单用左手,必要时,应当起身而立,并主动走近对方。当对方递过物品时,再以手前去接取,而切勿急不可待地直接从对方手中抢取物品。

（五）招呼别人

招呼别人时必须牢记两点，一是要使用手掌而不能仅用手指。二是掌心向上，而不宜掌心向下。根据手臂摆动姿势的不同，大体可分为：

1.横摆式　即手臂向外侧横向摆动，指尖指向被引导或指示的方向。它多适用于请人行进时指示方向所用。

2.直臂式　它也要求手臂向外侧横向摆动，指尖指向前方。与前者不同的是，其要求手臂抬至肩高。它适用于引导或指示物品所在之处。

3.曲臂式　它的做法是手臂弯曲，由体侧向体前摆动，手臂高度在胸以下。请人进门时，可采用此方式。

4.斜臂式　其最大特点是手臂由上向下斜伸摆动。多适用于请人就座。

以上四种形式，为单臂式。另外一只手臂最佳的位置为垂在身体一侧，或背于身后。

5.双臂式　它的做法是双手先叠放于腹前，然后抬至胸部以下，同时向身体两侧摆动。有时亦可双臂同向摆动，它适用招呼较多人员之时。

（六）举手致意

多用于向他人表示问候、致敬、感谢之意。举手致意的正确做法：

1.面向对方　全身直立，面向对方，目视对方，面带笑容。

2.手臂上伸　手臂自下而上向侧上方伸出。手臂既可略有弯曲，亦可全部伸直。

3.掌心向外　掌心向外，即面对对方，伸开手掌指尖朝向上方。

4.切勿乱摆　手臂轻缓由下向上伸起，而不是自上而下或向左右两侧来回摆动。

(七)挥手道别

挥手道别是与人互道再见时所用的常规手势。采用这一手势时要注意：

1.身体站直 尽量不要走动、乱跑,更不要摇晃身体。

2.目视对方 手势再标准,若不看道别对象,也会被对方认为"目中无人",等于白做。

3.手臂前伸 可用右手,也可双手并用。手臂尽力向上、向前伸出,指尖一定要向上。手臂不要伸得太低,或过分弯曲。

4.掌心朝外 做这种手势时,千万要保持掌心向外。否则是很不礼貌的。

5.左右挥动 挥手道别时,手臂向左右两侧轻轻挥动,不要上下摆动。双手道别时,应将双手同时由外侧向内侧来回挥动。只伸出双手而不挥动,则犹如"投降"一般。

二、手势语言

日常生活中,人们经常会有意无意运用各种手势来表达思想和情感。在特定情况下,恰当的手势往往比语言更能表达意思。在不同国家、不同地区、不同民族,由于文化习俗的不同,手势的表达意会有诸多差异。常见的有：

1."OK" "OK"手势通常用拇指、食指相接,连成环状,余下三指伸直,掌心向外来表示。"OK"手势源于美国,表示"同意"、"顺利"、"很好"等意思;在法国表示"零"或者"毫无价值";在日本是"钱"的象征;在泰国表示"没问题";在巴西则表示"粗俗下流"。

2.**竖大拇指** 中国是"好"等意思,世界上多数国家公认表示"好"、"高"、"妙"、"一切顺利"等类似的信息,拇指向下则是骂人的。但也有例外,在美国和欧洲部分地区,有用来表示要搭车;在尼日利亚被认为是侮辱性手势;在德国这种手势代表数字"1";在日本表示数字"5";在澳大利亚则表示骂人"他妈的";在希腊,则是让对方滚蛋的意思,等等。

3."V"　食指、中指分开斜向上伸出,其余三指相握。这种手势普遍用来表示"胜利"。若掌心向内,则成为一种骂人的手势。而在中国则传统理解为数字"2"的意思,等等。

4.**指点手势**　交谈中伸食指向对方是不礼貌的,有轻蔑和指责的意思。中指更不可用。

5.**捻指手势**　有高兴、赞同的意思,有时也被视为轻浮的动作,没有教养,慎用。

第六节　肢体语言及举止禁忌

一、体语真切

在日常生活中,由于某种原因无法用语言表达,或为了增强语言表达的效果,借用身体全部或身体一部分的动作或表情来代表语言,表达某种思想或情绪的肢体动作。

1.**感谢**　一般场合,可用点头;庄重场合,可用鞠躬。还可以双手握住对方晃动几下,也可以双手在胸前抱拳或合十晃动几下,表示感谢。

2.**高兴**　"捧腹大笑",西方人激动时会向上挥起双拳,向上用力挥起。

3.**爱抚**　长辈对晚辈,成人对小孩可用拍拍肩或摸摸头顶,表示爱抚。

4.**亲热**　恋人拥抱,父母亲吻孩子,领导对下级可用拍拍肩头。

5.**安慰**　常用拍拍对方肩膀,或用力握握对方的手。领导鼓励下级可使用此方式。

6.安静 需要众人安静的时候,将手掌伸开,掌心向下,由上向下慢慢挥动,或用右手食指垂直贴在嘴唇。

7.夸奖 可用握起拳头,跷起大拇指,或鼓掌,或拍桌子、大腿或膝盖。

8.憧憬 双目凝视,双手合掌在胸前搓摩,男人常搓下巴或抚弄胡须。

9.赞成 最简单的表达方式是点头,正式场合或表决时要举手。

10.跃跃欲试 两手掌相摩擦或两手搓摩大腿,或两臂前屈双手握拳向前抖动几下。

11.打招呼 笑一笑,点点头,扬扬手,抬一下帽檐。

12.告别 鞠躬、拱手、握手、挥手、招手、点头,或微微欠身。

13.道歉 可用点点头,欠欠身。向尊长道歉要重重的点点头,或欠身,或鞠躬。

14.愤怒 咬牙切齿,瞪双眼。拍大腿、桌子,捶头、捋胳膊,女人常手背叉腰。

15.告饶 双手合掌在胸前摇动,或因恐惧而抱头,或磕头求饶。

16.无可奈何 常会轻轻摇头叹息,或双手不断摊开,或耸动肩膀。

二、举止行为的禁忌

(1)忌在众人面前从身体内部发出各种各样的异常声音。如咳嗽、打喷嚏、打哈欠等。

(2)忌公众场合抓挠身体。如抓耳挠腮、抠挖耳鼻、修剪头发、梳理头发等。

(3)忌公开露面前衣裤不整,特别是裤子的拉链要拉严实。

(4)忌参加活动前吃喝带有强烈刺激性气味的食物和

酒水。

（5）忌不遵守和不服从公共场所规则,或在公共场所高声谈笑、大呼小叫。

（6）忌对陌生人盯视或评头论足。

（7）忌公共场所吃东西或吃零食。

（8）忌患感冒或其他传染病参加公共活动。

（9）忌公共场合站立不正、坐姿不雅、随意乱转。

第六章　表情礼仪

表情即神态,是通过面部形态变化所表达的内心思想感情,也即面部表现出来的神情态度,是一个人在脸上所表现出来的个人思想、情感、心理、情绪现状及其变化。表情所传达的心理信息要比语言巧妙得多。正确运用表情,准确理解对方的表情,都不是一件容易的事情,需要长期地学习、观察、体验、总结。

运用表情神态时必须遵循以下规则:

1.表现谦恭　待人谦恭与否,表情神态可以很直观地反映,也备受他人的重视。

2.表现友好　在交往中,待人友好的态度自然在本人的表情神态上表现出来。

3.表现适时　人的表情神态可以是庄重、宽和,也可以是活泼、俏皮,还可以表示不满、气愤或悲伤。采用何种表情神态,要切记与现场的氛围及实际需要相符合。

4.表现真诚　社交活动中,既要使本人的表情神态谦恭、友好、适时,更要使之出自真心,发乎诚意。这样,才会给人以表里如一、名副其实之感。否则,只会自欺欺人。

第一节　目光礼仪

眼睛被称为"心灵的窗户",目光是受感情制约的,一双炯炯有神的眼睛给人以感情充沛、生机勃勃的感觉,而一双目光无神的眼睛则让人感觉疲惫厌倦。运用什么样的目光,就能表现出什么样的情感。目光运用得当与否,直接影响与对方交流的质量。

在社交活动中,目光是信息交流的起点。在交流过程中,目光既不断释放着自己的情感,同时也在观察着对方的情绪变化,随时调整交流的气氛。与人交流时,正常情况下要注意保持目光平视,无论对领导还是对员工都要如此,不要给人以盛气凌人或讨好献媚的感觉。此外,无论处于站或坐的位置,目光都要保持看着对方的脸,不可以"目中无人"。

一、不同场合的目光要求

1.与他人见面时　无论生、熟,首先要眼睛大睁,正视对方片刻,面带微笑,显示出喜悦的心情,然后,走上前握手或交谈。若初次见面,还应该头部微微低一点,行一注目礼,表示尊敬和礼貌。

2.在集会场合　开始讲话前,用目光扫视全场,表示"请安静,我要讲话了"。

3.与人交谈时　应通过目光交流,调整谈话的气氛,也表示对话题感兴趣,但不可紧盯对方眼睛,让对方感到心理有压力,造成场面尴尬,也不能回避对方目光,左顾右盼。

4.交谈结束时 目光抬起,表示谈话结束。

5.道别时 仍用目光注视对方的眼睛,面部表现出惜别的神情。

6.交谈时 目光斜视,表示鄙视;目光紧盯,表示疑虑;偷眼相觑,表示窘迫;瞪大眼睛,表示吃惊等。

二、注视对方的时间

1.表示友好 目光应不时地注视对方,注视时间要保持在相处时间的 1/3 左右。

2.表示重视 目光要基本保持注视对方,注视时间要在相处时间的 2/3 以上。

3.表示轻视 目光游离,注意对方的时间不到相处时间的 1/3。

4.表示敌意 目光始终盯在对方的眼睛,注视对方的时间在相处时间的 2/3 以上。

5.表示兴趣 目光始终盯在对方的身上,注视对方的时间占相处时间的 2/3 以上。

三、目光注视的角度

1.平视 用于普通场合,与身份地位平等的人或保持不卑不亢以平等心态的交流。

2.侧视 交流对象处于自身一侧,交流时面向对方并保持平视对方。注意侧视要面向对方,否则就变成斜视了,这是失礼的行为。

3.仰视 居于低处,抬眼向上注视对方,根据不同的场合、不同的对象,可以表示尊重、敬畏对方,也可看作讨好、献媚对方。

4.俯视 向下注视对方,根据不同交往对象,可表示对晚辈、员工的宽容、怜爱,也可表示对他人的轻慢、藐视。

四、注视对方的部位

1.注视对方的双眼 表示重视对方,但不要太久。

2.注视对方的额头 表示严肃、认真、公事公办。

3.注视对方的眼部和唇部 表示礼貌尊重对方。

4.注视对方的眼部和胸部 多用于关系亲密的男女,表示亲近友善。

5.注视对方的任意部位 对他人任意部位随意一瞥,多用于在公共场合观察陌生人,对他人敏感部位不可注视。

第二节 笑容礼仪

人的情感非常丰富,也非常复杂,表现形式也多种多样,仅面部就有"喜、怒、哀、乐"等多种表现形式。其中,"笑"就是"喜"和"乐"的主要表现形式。在人际交往中,面对不同的场合、不同的情况、不同的交往对象,利用笑容,可以消除彼此的陌生感,打破交际障碍,营造宽松的沟通和交往的氛围。

以笑容接纳对方,体现出本人良好的修养和真诚的态度;以笑容靠近对方,可以缓解对方的戒备心理,拉近沟通交流的距离。

一、笑容的种类

在人际交往中,表示友好的笑容大致可以概括为以下几种:

1.含笑 不发出声响,不露出牙齿,面部呈现出淡淡的笑意,表示友好,愿意接受对方。适合一般的社交场合,适用范围比较广(图6-1)。

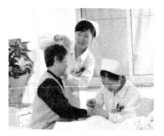

图6-1 含笑

2.浅笑 又被称为"抿嘴笑",即笑时抿嘴,下嘴唇大多内收并被含于牙齿之间,多见于年轻女性害羞之时。

3.微笑 微笑是发自内心、自然大方、亲切真诚,由眼神、眉毛、嘴巴、表情等方面协调完成。先放松面部肌肉,再使嘴角微微上翘,上齿外露(一般要求,露出六颗牙齿),不发出声响,表示高兴、愉悦的笑(图6-2)。

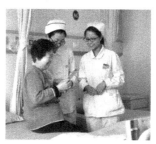

图6-2 微笑

微笑是一门学问,更是一门艺术,微笑表现出温馨、亲切的表情,能有效地缩短沟通双方的距离,融洽交往的氛围。微笑是双方交往中的"增效剂",是化解双方矛盾的有效手段。

4.轻笑 嘴巴微微向上张开一点,在不牵动鼻子、不发出笑声、不露出牙齿的前提下,轻轻一笑。常用于与熟人见面打招呼等。

5.大笑 指特别高兴,毫无顾忌地表达愉悦心情,除娱乐项目外,常见于朋友、熟人相聚的场合。陌生人初次交往、正式社交场合、商务会谈等活动中应避免使用。

二、笑的方法

笑的巨大功能被人们广泛接受,但要笑得恰到好处却非易事。若笑的方法不对,会给人以虚假、造作的感觉,甚至会适得其反,扫他人的兴。因此,在笑的过程中一定要防止生硬、虚伪、笑不由衷。

要笑得恰如其分,必要时应当作适当的练习。平时自己对着镜子,观察自己笑的表现形式,寻找自己最佳的笑容并进行强化训练,或请朋友帮忙纠正,同时注意进行心理调整,使之与笑容相协调。

1.由心而发 无论哪种方式的笑,都要笑得自然大方,感情真切。

2.声情并茂 笑容与自己的言谈举止有很好的呼应,表里如一。

3.气质优雅 笑得要适时、尽兴,与周围环境相适应,要精神饱满、举止文雅。

4.五官协调 笑的时候,面部的眉、眼、口、鼻、牙齿以及面部肌肉和发出的声音要相互协调,共同参与。

三、不恰当的笑

在人际交往活动中,不恰当的笑会破坏氛围,甚至会引发冲突,要注意避免。

1.假笑 皮笑肉不笑,笑得虚假。

2.**冷笑** 含有怒意、讽刺、不满、不屑一顾、不以为然等容易使人产生敌意的笑。

3.**怪笑** 笑得怪里怪气,笑声奇特,令人内心发怵,多含有恐吓、嘲讽之意。

4.**媚笑** 非发自内心,有讨好他人之意,带有功利性目的的笑。

5.**怯笑** 表现为怯场、害羞,面红耳赤的笑,视线不敢与他人交流。

6.**窃笑** 偷偷地或情不自禁地洋洋得意或幸灾乐祸地笑。

7.**狞笑** 多表示愤怒、惊恐、吓唬的笑,面部表情凶恶。

8.**苦笑** 多表示内心痛苦,无可奈何,皮笑肉不笑神情。

第三节 面目礼仪

面目即面部表情,是面部所有器官的综合表现,对人的语言起解释、澄清、纠正和强化的作用。眉毛、鼻子、耳朵、嘴巴等器官联合行动,彼此合作,综合表达丰富的情感。每个器官也可以自成一体,单独表现自己的不同含义。面目与眉、鼻、耳、嘴等器官相互支持、相互配合、相辅相成,表现力更强。

一、眉语——眉毛的独立表情

1.**皱眉** 双眉紧皱,多表示困惑,或不赞成、不愉快,或忧愁、焦虑。

2.**耸眉** 眉毛上耸,多表示恐惧、惊讶或欣喜、意外。

3.**竖眉** 眉角下拉,多表示气恼、愤怒。

4.**挑眉** 单眉上挑,多表示询问。

5.动眉 眉毛上下快动，多表示愉快、同意或亲切。

二、口形——嘴巴的独立表情

1.张嘴 嘴巴大开，表示惊讶。

2.抿嘴 含着嘴唇，表示努力或坚持。

3.噘嘴 噘起嘴巴，表示不满或生气。

4.撇嘴 嘴角一撇，表示轻视或鄙夷。

5.拉嘴 拉着嘴角，上拉表示倾听，下拉表示不满或生气。

另外，面部肌肉的变化也是情感的自然流露。如喜则眉飞色舞，怒则咬牙切齿，哀则愁眉苦脸，乐则笑容满面。

三、表情——面目的综合行动

1.表示快乐 睁大眼睛，张开嘴巴，眉毛常向上扬。

2.表示兴奋 睁大眼睛，眉毛上扬，嘴角微微上翘。

3.表示兴趣 嘴角向上，眉毛上扬，眼睛轻轻一瞥。

4.表示严肃 嘴角抿紧下拉，眉毛平直，目光专注。

5.表示敌意 嘴角拉平或向下，皱眉皱鼻，目光斜视一瞥。

6.表示发怒 嘴角拉向两侧，眉毛倒竖，眼睛大睁。

7.表示观察 微笑，眉毛拉平，平视为主。

8.表示无所谓 平视，眉毛展平，面部表情平和。

四、首语——情感表达的另一个载体

头部动作在感情表达方面比较直接，表现力比较强。有时比语言更含蓄，更有说服力。

1.点头 在不同的情况下，点头所表达的意思也各不相同。点头称是、点头会意、点头咂嘴表示同意、肯定、赞赏和满意；点头微笑表示敬意、感谢、客气等。

2.**摇头** 一般表示否定、反对、阻止、不信等等。摇头吐舌、摇头咋舌表示惊讶、怀疑、不理解；摇头顿足表示不满、无可奈何等。

3.**头发** 怒发冲冠表示愤怒；毛发竖立表示害怕至极；耳鬓厮磨表示依恋至深。

4.**头部端正** 表现自信和庄重的风度，对话题无大兴趣。

5.**头部前倾** 表示倾听、同情、关心；头部侧斜表示对对方的谈话颇感兴趣。

6.**头部垂下** 表示对话题无兴趣；头部后仰表示傲慢、目空一切。

社交篇

　　人际交往是每个人都必须进行的活动，无论是国家领导，还是普通公民，不论男女老少，都必然与他人或社会发生一定的关系，如同学、同事、邻里等，个人与单位、个人与社会、个人与国家的关系等。

　　人与人之间的交往和联系正常进行，需要用社交礼仪规范来调节和增进彼此间的关系。医护人员在人际交往过程中，待人接物，行为举止合乎礼仪，是社交的重要内容。社交礼仪的核心就是对人的尊重和关怀，是与人为善、真诚待人、谦虚礼让。

第七章　日常交往礼仪

日常生活中,人与人之间的交往是无法回避的。在人际交往中,潇洒的仪表、文明的语言、优雅的动作,都会给交往者留下美好的印象。这就为结交朋友、增进友谊、互通信息、提高个人形象奠定很好的交往基础。

第一节　日常生活礼仪

一、注目礼仪

注目礼是比较庄重的礼节。如上课时,教师走进教室,学生应全体起立并向老师行注目礼——目视老师并立正姿势,目送老师走上讲台,直至老师还礼。其他如升国旗、受检阅、受接见等场合,均应行注目礼。但在现场只有两人,或在众人场合只有两人存在某种特殊关系的情况下,注目无异于盯视,应采取其他礼仪表达方式。

二、招呼礼仪

打招呼是与熟人相见的一种简单的礼节。无论何时何地遇到熟人,都应主动向对方打招呼。这既是个人的礼貌,也是个人素养的表现。如何打招呼没有固定的形式,常见的有:

(1) 双方距离较近,若无需深谈的,可以稍加寒暄,如"你好"或"下班啦"等。回答也相当简单,甚至可以含糊其辞,这也是很礼貌的。

(2) 双方距离较近,无需停步的,行一个点头礼,即目视对方,微微地点一点头。

（3）双方距离较远,或不便寒暄、点头时,可以行招手礼,即举起一只手同时注目微笑。

（4）迎接客人或见到熟人握手前,为了表示热烈可先招呼一下,也可以先抬一抬手。

（5）在同一场合双方多次相遇,或在舞会等社交场合与不相识的人近距离相遇,都可以用点头礼打招呼。

（6）告别、送行也常用抬手礼。关系亲近的可以多招呼几下,直到客人远去。还可以挥动帽子或挥挥手表示深情。

三、致意礼仪

在社交场合致意是一种常用的礼节,适用于熟人或曾经见过面的人。致意应发自内心,表情亲切自然。

（一）致意的形式

1.举手致意 在公共场合,若相距较远,不便语言交流时,可将右手臂抬起向前延伸,掌心向着对方,左右轻轻摇晃,或挥动一下帽子等。

2.点头致意 又叫颔首,在不宜交谈的场合遇到熟人,可用点头的方式向对方表示问候。点头者应注视对方,面带微笑,上体可略微前倾。点头致意不可戴帽子。

3.微笑致意 微笑的问候方式可以用在任何一个社交场合。

4.欠身致意 这是问候的较高礼节,是对他人恭敬的表现,可向一个人或几个人同时欠身。欠身者应将全身或上半身展现在被致意者注视范围,身体略向上、向前倾斜。

5.脱帽致意 与他人见面,摘下帽子表示对他人尊敬。

6.起立致意 常用于较正式场合。长者、尊者到来或离去时,起立表示重视。

运用致意的方式可以单独使用,也可以两种以上同时使用。

如点头与举手、点头与微笑、欠身与脱帽等。女士在社交场合可以不脱帽子。

(二) 其他事项

1.致意顺序 社交场合,一般是男士先向女士致意,晚辈先向长辈致意,下级先向领导致意。开展联谊、宴会等活动时,主人先向客人致意。亲戚、朋友相聚,先到的向后来者致意。女士在社交场合,一般不先行致意礼,致意的方式也较为简单,只需点头或微笑即可,但遇到长辈、老师、领导、老友等自己钦佩或亲近的人,应率先行致意礼。

2.动作文雅 动作轻缓优雅,表情亲切自然。避免大喊大叫或动作敷衍。

3.适时还礼 若遇到对方先行之以礼,要及时用对方同样的方式向对方表示致意。视而不见、无所反应都是失礼的行为。

4.致意距离 向他人表示致意,距离不能过远,否则影响效果,一般不要超过20米。

5.致意方位 行礼时最好与受礼者对面。侧面行礼要在受礼者注视范围内,但效果一般不佳。在受礼者背面行礼是一种愚蠢的行为。

四、拱手礼仪

也称"拱"、"作揖"、"抱拳"。是汉族等民族常见的男子表达敬意的礼节。主要是向对方感激,向长辈祝福、问候,向友人恭喜,以及与海外华人初次见面表示久仰。

上古时已有此礼,最初大概是模仿带手枷的奴隶,意为愿作对方奴仆,表示对对方的尊敬。当今,有些老年人和注重中国传统文化的人常行此礼。武术比赛、街头献艺或演员上场亮相时也行此礼。

拱手礼的行礼方式:起身站立,上身挺直,两臂前伸,抱拳拱手,抱拳为左手抱右手,自然抱合,在胸前微微晃动,不能过烈过高。施于平辈，这叫"吉拜"，如果右手抱左手，则为"丧拜"。据《周礼》记载，作揖有土揖、时揖、天揖、特揖、旅揖、旁三揖之分。土揖是拱手前伸而稍向下，时揖拱手向前平伸，天揖是拱手前伸稍向上举，特揖是一个个地作揖，旅揖是按等级分别作揖，旁三揖是对众人一次作揖三下。此外还有长揖，即拱手高举，自上而下行礼。

古代妇女行礼方式与男子有很大区别，唐宋时期民间白话小说有相关记载，妇女相见行礼，往往口称"万福"。这种礼节要求两手松松抱拳重叠（右手覆左手）在胸前右下侧上下移动，同时略作鞠躬的姿势。

五、合十礼仪

合十礼是双手十指相合为礼。即双手十指在胸前相合，五指并拢向上，掌尖与鼻尖基本持平，手掌向外侧倾斜，双腿立定笔直站立，上身微欠低头。行礼时，合十的双手举得越高，越体现出对对方的尊重，但原则上不高于额头。同时，可以口颂祝词，或问候对方。也可以面带含笑，但不可手舞足蹈，反复点头。

六、鞠躬礼仪

鞠躬是最重要的礼节之一，主要用于喜庆或哀悼仪式中，在正式社交场合也多有使用。鞠躬前应先脱帽，身体成立正姿势，目光正视，身体向前下方弯曲，男士双手应贴放在身体两侧裤线处，女士双手下垂搭放在腹前。在追悼会上，向遗体告别时要行三鞠躬，也称最敬礼。在结婚典礼上，新人要向家长、主婚人、来客等三鞠躬。腰可以微微一弯，也可以成45°，弯曲度数越大，礼节越重。一般情况下是一鞠躬。常用于晚辈见长辈、学生见老师、报告者对听众、表演者对观众等。行鞠躬礼时，注意表情适当，身体稳重，目光专注。

七、鼓掌礼仪

鼓掌是公共场合常用的一种较热烈的礼节，包含着欢迎、祝贺、赞同、致意等寓意，有时也有表现喝倒彩、幸灾乐祸的意思。

一般情况下，鼓掌时，目视受礼者，动作要文雅、自然，不应过分猛烈，并要随众而止。要注重身份，不可忘形失态，影响公共秩序。

八、拥抱礼仪

拥抱是一种西方国家通用的礼节，我国不多用。拥抱礼的方式是双方相对，双臂张开，表示要进行拥抱，接着右臂高，左臂稍低，两人靠近，上体接触后，双方用右臂拥住对方的左肩部，左手稍微抱持对方的腰部，手可以轻轻地拍一拍对方的背部，头部向左，口称"欢迎"、"你好"等，然后两人交换一下姿势，向对方右侧再行拥抱礼。

在社交场合，双方在行拥抱礼的同时，脸颊一贴，然后换方向再贴一贴，这也是最亲热的礼节。我国一般不用。接待外宾时，应待外宾主动要进行拥抱礼时，才响应对方，一般不采取主动。日常生活中，在我国长时间未见面的好友有时也行拥抱礼，但仅限于同性之间。至于亲人之间、情人之间的拥抱则另当别论。

九、接吻礼仪

接吻礼和拥抱礼一样，是一种西方国家通用的礼节。接吻礼的使用比拥抱礼的使用频率要高得多，同时也更讲究。行接吻礼应当注意身份和接吻的形式，行礼时，亲吻的部位因双方关系不同，也有差异。长辈吻晚辈，应当吻额头；晚辈吻长辈，应当吻下颔或吻面颊；同辈间接吻，同性贴面颊，异性吻面颊。贴面颊的时候，先贴一次右边，再贴一次左边。

我国一般是长辈吻小孩,仅是一种亲昵的方式,吻一下晚辈的前额即可。

西方国家曾流行吻手礼。与女了相见时,女子把手伸出,手掌向下,对方向前轻轻接住女子手指前端,在手背吻一下。注意,必须是等女方主动伸出手来,不可贸然地拉住女方的手亲吻。

还有一些国家和地区,在亲吻首领、长辈时,只能吻他的衣襟、脚趾或脚下的土地,表现出极其尊敬的态度。接吻礼并非所有国家都欢迎,要注意入乡随俗。

第二节　介绍礼仪

介绍是与他人相识的重要方式。两人初次见面,都有意结识对方,若在西方国家,会主动上前作自我介绍,二人就算结识了。在我国,一般不通过介绍,原先陌生的局面就难以打开,除非两人可以找到借题搭话的事情,这也是我们民族的含蓄、委婉性格的具体表现。

一、自我介绍礼仪

在日常社会交往中,无论是社交场合,还是工作场合,自我介绍都是必不可少的。恰当的自我介绍,可以使对方了解你、接纳你,为双方进一步交往奠定良好的基础。

1.举止大方　自我介绍时,要举止大方得体,表情亲切自然,态度认真坦诚。可将右手放在左胸上,身体微微前倾,以示尊敬对方。

2.时机恰当　自我介绍要把握恰当的时机,如果对方正在工作或正在有事,贸然打断对方是不合适的。在公众场合没有安排到你自我介绍时,也不要匆忙上阵抢着发言。

3.介绍内容准确　自我介绍是在对方不熟悉你,或在公众场合有一部分人不熟悉你的情况下进行的。自我介绍时要详细说出自己的姓名、工作单位和本人的职业或职位，姓名和工作单位要说出全称。也可以适当地介绍自己的工作，以便别人了解熟悉。

4.措辞适当　自我介绍时用词要实事求是、坦率诚恳、恰如其分，不要过分炫耀自己的身份、地位、财富等，也不能过分的贬低自己。

5.基本顺序　一般情况下，先向对方（或众人）致意，得到对方认同后，再说出自己的姓名、单位、身份以及工作情况等。

二、介绍他人礼仪

在社交场合，通过介绍，使陌生人得以相识，便于他们之间的交流，为他们架起友谊的桥梁，也开启了新一轮的友谊。

1.介绍人的选择　不同的社交场合，介绍人的角色应由相应的人来担当。在公务活动中，公关人员、办公室主任或专任接待人员作为介绍人较为合适；接待贵客，介绍人应该是本单位在现场的最高领导；在社交活动中，应安排众人都比较熟悉的人担当介绍人；家庭聚会，家主是理所应当的介绍人，尤其女主人更要热情主动。

2.姿势优雅　介绍人在做介绍时，要举止优雅，展现个人的礼貌修养。介绍人要站立，走到被介绍人之间，在介绍一方时，应通过自己的视线微笑着将另一方的注意力吸引过来，手指并拢，掌心向上，胳膊微微向外伸去，缓缓指向被介绍者（图7-1）。

3.语言正确　介绍人在为他人作介绍时，要注意语言简练、内容简

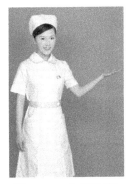

图 7-1　介绍姿势

要、措辞礼貌。如"李老师,我来介绍一下,这位是……"或"张老,请允许向您介绍,这位是……"等。介绍时若时间、气氛许可,除介绍姓名、单位、职务等相关信息外,还可以介绍双方的学历、爱好、特长、荣誉、著作等方面情况,便于双方交流。介绍前要考虑被介绍双方是否有与对方相识的必要或愿望,可以先征求被介绍方的意见,违背他人意愿的介绍,有时会造成尴尬局面。

4.**介绍顺序** 按照"尊者居后"的原则,应先称呼受尊敬的一方,再将被介绍者介绍给他,最后再介绍尊者。介绍顺序一般是,将晚辈介绍给长辈、将低职位的介绍给高职位的、将男士介绍给女士、将未婚者介绍给已婚者、将个人介绍给团体、将客人介绍给主人。向一个人介绍多个人时,则应当先尊后卑、先长后幼、先女后男等。

5.**被介绍人** 在被别人介绍时,保持站立姿势,用亲切、真诚、专注的目光平视对方,并随着介绍人的介绍进展,或主动与对方热情握手,或频频点头致意,并用礼貌的敬重语言向对方表示问候。

第三节　握手礼仪

握手应本着"礼貌待人,自然得体"的原则,根据不同场合恰当地显示出自己的素质、修养。握手看似简单,但握手时动作的主动与被动、力量的大与小、时间的长与短以及身体姿势、面部表情、视线方向等,往往能反映出握手人对对方的态度和礼遇程度。

一、握手姿势

握手时一定要伸右手,伸左手是不礼貌的。伸出的手掌应当垂直,大拇指张开,其余四指自然并拢,然后用手掌和手指与对方的手掌相互扣合(图 7-2),左手自然下垂,这是通常的习惯。握手的手掌如果掌心向下,会有傲慢之嫌,而掌心向上,又有谦卑之意。握手双方彼此间的距离,应保持在一步左右。

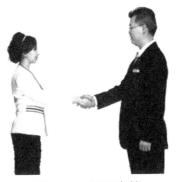

图 7-2 握手姿势

二、握手时间

握手时间的长短可根据对象、场合、情况的不同而有所变化,时间过短不能表达自己的感情,时间过长又会使对方感到不安,也容易引起别人误解。握手时间一般 3~5 秒,关系亲近的可以稍长一些。

三、握手力度

握手力量大小应适度,用力太猛太重,会把对方握痛,是不礼貌行为;用力太轻甚至只是手指尖稍碰一下,会让对方觉得敷衍、冷淡。握手的力量,一般两公斤左右,对男子可以稍重一些,对女子则应轻柔。多年不见老朋友,不仅时间要长,而且可以加大力度,再晃上几下。若为了表示关系近,可以双手相握再轻轻地晃上几下(异性之间除外)。

四、握手顺序

与别人握手要根据双方的地位、年龄、性别、宾主身份等确定先后顺序。

1.长辈与晚辈 按照"尊者优先"的原则,即尊者先伸手才能相握,应该是长辈先伸手,晚辈先问候,晚辈待长辈伸手之后才能相握。上下级之间握手也按这个顺序。

2.男士与女士 按照"女士优先"的原则,女士伸手之后,男士才能伸手相握,若女士没有伸手之意,男士可用点头礼、抬手礼或注目礼等致意方式;若男方年龄偏大或地位较高,男方主动伸手也是允许的。

3.主人与客人 欢迎客人时,主人应先伸手,并说"欢迎"等;客人辞行时,客人应先伸手,并说"请留步"等,主人方能与之握手,否则有逐客之嫌。平辈或朋友相见,应主动伸手。

4.个人与众人 若一个人面对众人,应当遵循"由尊到卑"原则,依次进行。顺序一般是按照职位先高后低,年龄先长后幼,性别先女后男,距离先近后远,先已婚后未婚等次序进行。若对方主动伸手,应该毫不迟疑地回握,之后再按顺序进行。公共场合握手顺序主要取决于地位和身份。社交场合握手顺序主要取决于年纪、性别及婚姻状况。若人数众多不可能一一握手,可以用点头礼、注目礼、抬手礼等代替。

五、其他事项

行握手礼时应努力做到合乎规范,避免失礼。

(1)男士与女士握手时,不可使用双手,否则是很不礼貌的事情。

(2)握手时要把帽子、手套、墨镜等摘除(女士的薄纱手套除外)。若在寒冷的户外,或来不及脱手套,在握手开始时,应说一声"对不起"。

(3)若面对长者(或女士),不能肯定对方是否愿意握手,则可选用点头礼、抬手礼、注目礼或鞠躬礼。

(4)多人握手时(特别在和基督教信徒交往时),避免交叉握手(西方认为是十字架),互相影响,可待别人握过之后,再去握手,也可以用点头礼、抬手礼等代替。

(5)不要用左手相握,尤其是和阿拉伯人、印度人打交道时要切记,在他们看来左手是不洁之手。

(6)在握手时,另一只手不要插在口袋里或拿东西。也不可以面无表情、不置一词或长篇大论、点头哈腰、过分客气。

(7)在握手时不要仅仅握住对方的指尖,让对方感觉有意与对方保持距离。也不要把对方的手拉过来、推过去或上下左右抖个没完。

(8)拒绝握手极不礼貌,若有手疾或手湿、手脏,要和对方说明一下"对不起,我的手现在不方便,请原谅",以免对方误会。

第八章　交谈礼仪

交谈是一种口头形式的语言活动,在表达思想情感、信息沟通等方面具有直接、生动、形象的特点,便于对方的接受和理解,因此,交谈是人际交往最常用的交际手段。在社会生活中,语言不仅帮助人们传递信息,还帮助人们交流思想、增进了解、加深认识。

交谈以对话为基本形态,包括交谈主体、交谈客体、交谈内容三个方面,这三方面既有固定性,也具有互换性。

交谈的类型,按交谈方式可分为正式和非正式两种,正式谈话是双方约定了主题、目的、时间、地点的谈话,如谈判;非正式谈话是双方没有任何准备,比较随意的谈话。按交谈方法可分直率和委婉两种,直率的交谈,双方直接表达思想感情,不拐弯抹角;委婉的交谈,双方不直接把话说明白,而是用含蓄的语言来表达意思。按交谈的性质和目的可分随意聊天、倾诉式谈心、双方交流式问答、互相商量式交谈等。

第一节　交谈的原则

一、真诚坦率原则

交谈双方态度认真、诚恳,有了直爽诚笃,才能有融洽的交谈环境,才能为交谈成功奠定基础。交谈时,轻松愉快、友好亲切的语言代表平等、和谐、坦诚。认真对待交谈的主题,坦诚相见,直抒胸臆,明明白白地表达各自的观点和看法。真心实意地交谈是自信的结果,是信任他人的表现。用自己的真情激起对方感情的共鸣,交谈才能取得真正的效果。

二、相互尊重原则

交谈是双方思想、感情交流的双向活动。要取得满意的交谈效果,就必须顾及对方的心理需求。交谈中,来自对方的尊重是任何人都希望得到的。交谈双方存在身份、地位差异是在所难免的,但切不可盛气凌人,自以为是,唯我独尊。把对方作为平等的交流对象,在心理上、用词上、语调上,体现出对对方的尊重,谈自己要谦虚,谈对方要尊重。恰当地运用尊敬语和自谦语,可以显示个人的修养、风度和礼貌,有助于交谈成功。

三、举止大方原则

在人际交往中,要保持平和的心态。与人交谈时要落落大方,即便在领导或在陌生人面前也不能惊慌失措、手忙脚乱、躲躲闪闪,要从容不迫、自然大方。谈话的姿势往往反映出一个人的性格、修养和文明素质。所以,交谈时双方要互相正视、互相倾听,不能东张西望、看书看报、面带倦容、哈欠连天。否则,会给人心不在焉、傲慢无理等不礼貌的印象。

四、语言准确原则

准确的语言给人以清晰的美感,交谈过程中,语言力求准确明白。发音口齿不清、语言模棱两可都不利于两者的交谈。交谈时,还要注意尽量用直白话,少用或不用书面语;保持语言流畅,要省去过多的口头语,如"那个""啊""嗯"等,口语过多会影响语言流畅,显得思维迟钝、逻辑混乱。

五、相应距离原则

在人际交往中,交谈双方距离直接反映了交往双方关系的密切程度。一般情况下,夫妻、情侣的交往空间为 0～50 厘米,即亲密空间;朋友、熟人则可进入私人空间,距离一般可在50~120厘米;近位社交、谈判等场合,在120~250厘米这一空间内觉得比较自在;远位社交(正式社交场合)、商业活动、国事活动等场合,在250~600厘米;近位公众距离在600厘米之外,通常是小型活动的讲话人与听众之间的距离,或教师讲课与学生听课之间的距离;远位公众距离在800厘米以外,这是大型报告会、听证会、文艺演出时,报告人、演讲者、演员与听众、观众之间应当保持的距离。

第二节　交谈的礼节

交谈是人际交往的重要手段,交谈过程中,除了做到用词达意外,还要追求以语言美来吸引人和说服他人。

一、言之有物

选择话题。交谈话题的选择,反映交谈者品位的高低。交谈的双方都想要通过交谈获得知识,拓宽视野,增长见识,提高水平。因此,交谈要有观点、有内容、有内涵、有思想,而空洞无物、废话连篇的交谈是不会受欢迎的。选择别人擅长或感兴趣的话题,使双方有了共同语言,往往预示着交谈成功了一大半。如与老人交谈,老人喜欢怀旧,回忆过去美好时光,可谈他的过去;与中年男人交谈,中年男人事业有成,可谈他的事业、房子、车子等;与中年女人交谈,中年女人关注点是家庭,孩子是母亲的骄傲,可夸她的孩子等;与年轻的小伙子交谈,年轻的小伙子朝气蓬勃,可谈未来、谈理想、谈运动等;与年轻的女人交谈,年轻的女人追求外在形象,可谈发型、服饰、化妆品、健美等。

避谈陌生话题。交谈时不宜谈自己不太熟悉的话题,既可避免无话可说,又避免了说外行话或错话闹笑话。

避谈忌讳话题。交谈时要注意选择回避众人忌讳的话题。

如不非议党和政府,这是公民的社会公德;不涉及国家秘密和商业秘密,这是公民的职业道德;不在背后议论领导、同事、同行,不非议其他交往对象,避免搬弄是非;不涉及年龄、婚姻、家庭、健康、履历、住处、收入等个人隐私;不谈论格调不高的话题和粗俗、低趣的话题,给人以没有教养的感觉;不干预别人的宗教信仰,信仰自由是个人行为;不谈论令人不愉快的事情,如疾病、死亡、惨案、丑闻等。

二、言之有序

交谈时,要根据讲话主题设计讲话的次序,先讲什么,后讲什么,思路要清晰,内容有条理,布局要合理。语言表达要准确明了,语意完整,语法正确,语音轻柔,语调亲切,语速适中。要善于互动,注意以对方为中心,说话时要顾及听者的情绪与心理的变化,给对方留有表达的时间。要尊重对方,身份、地位不平等时,位置低的交谈者要少说多听。

三、言之有礼

交谈要讲究礼节礼貌。知礼会为交谈创造一个和谐、愉快的环境。言者要保持饱满的精神,表情自然大方,目光柔和亲切,专注对方面部,态度要谦虚,语气要平和友好,内容要适宜,语言要文明。如与老人交谈不要忘了他的自尊;与男人交谈不要忘了他的面子;与女人交谈不要忘了她的情绪;与领导交谈不要忘了他的尊严;与年轻人交谈不要忘了他的直接;与儿童交谈不要忘了他的天真。

四、听者专注

全神贯注,认真聆听是听者的首要任务。要认真倾听,不要做其他事情,是对听者基本的要求。在聆听时还要适时作出积极的回应,以表明聆听的诚意。如点头、微笑,或简单重复对方的谈话要点,或适时说"是的"、"恩,不错"等一些肯定、支持的语言。

开口是学问,闭口是艺术。与人交谈,什么话可说,什么时候说,怎么说,前人都有很好的总结。如:

1.强调自我保护 "是非终有日,不听自然无";"守口如瓶,防意如城"。

2.强调语言负面 "来说是非者,便是是非人";"墙有缝,壁有耳"。

3.强调语言正面 "听君一席话,胜读十年书";"良药苦口,忠言逆耳"。

4.强调语言慎重 "一言既出,驷马难追";"伤人一语,利如刀割"。

5.强调语言身份 "有钱道真语,无钱话不真";"言轻莫劝人"。

6.强调言不如行 "口说不如身逢,耳听不如眼见";"但行好事,莫问前程"。

五、交谈禁忌

(1)不要一味地表现自己,而忽视别人。

(2)不要感情用事地与别人争辩。

(3)不要有意无意地摆弄一些小物件。

(4)不打断对方讲话或插话。否则容易打乱谈话者的思路,给人以横刀夺爱的感觉。

(5)不随意补充对方的讲话。

(6)不纠正对方的讲话。随意纠正对方讲话,会让对方下不了台,很难堪,容易发生争执。

(7)不质疑对方的讲话。非原则性的问题,没有必要要求所谈的问题都完全正确。

(8)不过分开玩笑。开玩笑要讲究"度",要根据说话对象的身份确定内容,根据对方情绪确定方式,根据场合、环境确定程度。开玩笑的内容要积极向上、健康高雅、诙谐有趣。

(9)不乱起绰号。绰号有褒、贬之分,带褒义美称的绰号是一般人乐于接受的,而带有侮辱性或人身攻击的绰号,会引起别人的反感。

(10)不随便发怒。交谈中,听到不恰当的语言,要冷静思考,控制好自己情绪,不可随便发怒。尊重他人,也就是尊重自己。

(11)不恶语伤人。不恰当的语言,容易伤及对方的感情。

(12)不飞短流长。不主观臆断,妄下结论。更不要不负责任的传播未经证实的小道消息。

(13)不言而无信。不轻易允诺,答应的事一定要办到,若条件制约办不到,要及时说明。

第三节　说服他人的礼仪

在社交活动中,除了关系比较亲近的亲人、朋友、同事等熟人之间的交谈可以随意一点外,其他如情感交流式交谈、问题探讨式交谈、互相商量式交谈等,都存在着如何说服对方接受自己的观点、满足自己的要求等方面的成分。

一、为了对方的利益

不论办什么事情,其实都是对某种利益的追逐。要获得某种利益,必须保持一种相对稳定的利益平衡关系。不能总一头轻,一头沉,不能让对方一味地付出,而在付出之前或付出之后总要有所得,这种获得当然不限于物质上的,也包括精神上的、感情上的。

导致说服不能生效的原因并不是我们没把道理讲清楚,而是由于劝说者与被劝说者固执地守着各自的立场,不替对方着想。如果换位思考，被劝说者也许就不会"拒绝"劝说者，劝说和沟通就会容易得多。

说服他人的要点是"欲取"的目标必须暂时隐藏不露，先让对方接受你，给他以良好的印象，然后对方就会真诚地帮助你。中国人重人情、讲面子，"滴水之恩必当涌泉相报"。热忱地帮助对方，换位思考，真诚地为对方着想，必然得到融洽的合作关系。

二、通过赞扬调动热情

每个人的内心都有自己渴望的"评价"，希望别人能够了解，并给予赞美，所以适时地给予同伴鼓励与赞扬往往会使双方的关系更加亲密。

三、真情打动对方

仁慈心、同情心是人的情感世界中最基本的组成部分。利用对方人性中善良的光辉可以照亮自己的世界，用自己坎坷遭遇的愁容和凄凉悲怆的眼泪，使对方的感情之水为之荡漾，使对方心灵相通，情感相融，交谈更为顺畅。

办事时争取对方的同情和理解是非常重要的。如果通过事先努力赢得了对方的同情和理解，对方可能就放弃对你不利的想法和说法，一切就可能很快向好的方面转化。即使已被否决的事，也有被翻转的可能。当然，这并不是说，凡有求于人的交谈都要摆出一副可怜兮兮的样子，而是将实际的情况、内心的痛苦、合理的诉求如实地说出来，充分调动对方的同情心，使对方先从感情上与你靠近，产生共鸣，这就为问题的解决打下了良好的基础。

四、顾全别人的面子

每个人都会因为面子而与别人发生多多少少的冲突，因此，在说服别人的时候，要尽量保全对方的颜面，只有这样，说服才有可能获得成功。在职场中，想要改变同事已公开宣布的立场，首先要做的就是尽量顾全其面子，使对方不至于背上出尔反尔的包袱。假如你与同事在一开始没有掌握全部事实的情况下产生了分歧，为了说服他，你可以这样说："当然，我完全理解你为什么会这样设想，因为你那时不知道那回事。"或者说："最初，我也是这样想的，但后来当我了解到全部情况后，我就知道自己错了。"这样的表达可以把对方从自我矛盾中解放出来，使他体面地收回先前的立场，同事之间的关系也不会受到负面的影响。

注意，当别人与自己的意见或看法相左时，千万不要不顾一切地据理力争，因为这样做往往会激起对方的逆反情绪，使争论逐渐偏离谈话的初衷，而转向对个人的攻击。因此，在出现类似的情况时，高明的方法应该是克己忍让，以柔克刚，用事实来"表白"自己。这样，必然也会平息对方可能出现的暴躁情绪，在无形中达到了规劝与说服的目的。这种忍让的气度和"四两拨千斤"的说服技巧常常能赢得别人的好感与尊敬。

五、唤起共同意识

同事或朋友之间或多或少都会存在某些"共同意识"，因此，在谈话过程中出现矛盾的时候，应该敏锐地把握这种共同意识，以便求同存异，缩短与对方的心理差距，进而达到说服的目的。其实说服本身就是要设法缩短和别人之间的心理距离，而共同意识的提出往往会增加双方的亲密感，最终达到接近对方内心的目的。

同时，说服别人的时候，如果总是板着脸、皱着眉，那么，很容易引起对方的反感与抵触情绪，使说服陷入僵局。因此，说服的过程中，可以适当点缀些俏皮话、笑话、歇后语，使对话的气氛变得轻松些，这样往往会取得良好的效果。

六、妙用自责

工作中经常出现将某一项艰巨的工作或任务交付同事或员工时,明知对方可能不会接受,甚至还会引起他的不满,但此事又太重要,实在非他莫属。要说服他十分困难。在面对这样的情形时,怎么办?不妨在进入主题之前先说一句:"现在我要向你交待一项工作,虽然明知你会感到不愉快!"这样的表达使对方听了以后,便不好意思拒绝或不满了,这就是自责的作用。在平时的生活中这也是说服的最好技巧,没有人会对一个已经做过自我检讨的人再横加指责,而这种"自责"也是谦虚的一种表现。

七、运用理性和韧性的力量

"动之以情,晓之以理""精诚所至,金石为开"是说服别人的两条根本原则和方法。

以理服人就是摆事实、讲道理,让对方从道理中领悟,接受事实。注意说理要对准要害,否则,喋喋不休,磨破嘴皮,也是隔靴搔痒,不能解决问题。

韧性的力量的形式表现为软磨硬泡,有些死皮赖脸的味道。然而究其实质,它与耍无赖、无理取闹有着根本不同,它立足于韧性与耐心,着眼于感化对方。

在交际处世中拿出耐心和诚意,克服害羞和自卑,主动出击,不达目的誓不罢休。成功与感化必然同时而至,否则便会导致争论升级,双方翻脸,事与愿违。

笑脸相向,幽默开道,或者调动眼泪,苦苦哀求,是泡蘑菇最为有力的技巧,取得对方的认可、同情甚至赞赏是我们所要达到的目的。如果不分对象、不顾自身条件一味纠缠,定会落个无赖之名,事倍功半。

"一回生,两回熟",与陌生人,尤其是与异性打"第一回交道"，是值得潜心研究的艺术。和对方一点交情也没有，何谈去"泡"得他心软呢？人情，永远是关系学核心所在。

说服他人，注意要有韧劲，不至于一碰"钉子"就往回缩；要有不达目的不罢休的决心。表面上是软磨硬泡的无理性，实际上是以真诚感动对方。要讲究"泡法"的礼貌性、合理性，要不温不火，不能让对方生气而反脸相向。

第四节　称谓礼仪

人际交往，礼貌当先；与人交谈，称谓当先。恰当的称谓，是人际交往活动中的一种基本礼貌。尊敬、亲切、文雅的称谓，能加快双方的心灵沟通，感情融和，缩短交谈双方彼此之间的距离。

一、姓名称谓

姓名称谓是使用比较普遍的一种称呼形式。

1.**全名称谓**　直呼姓名全称，一般用于学校、部队和其他郑重场合，给人以庄严肃穆感。

2.**名字称谓**　即省去姓，呼其名。人际交往场合使用较为广泛，显得礼貌亲切。

3.**姓氏称谓**　即在姓之前加一个修饰词，如"小李"、"老王"等，这种称呼亲切、感情真挚。一般用于一起工作、学习、生活的同事或同志。

二、亲属称谓

有血缘关系的亲人之间的称呼。对亲属的长辈、平辈不称呼姓名、字号，按与自己的关系相称。如舅舅、妹妹等；有姻缘关系的，传统称谓是前面加"姻"字。如姻伯、姻兄等；称别人的亲属，前面加"令"或"尊"字。如令尊、令爱、令郎、尊翁等；对别人称自己的亲属，前面加"家"字。如家父、家兄、家妹等；对别人称自己的平辈、晚辈亲属，前面加"敝"、"舍"或"小"字。如敝兄、小儿等；对自己亲属谦称，可在前面加"愚"字，如愚伯、愚侄、愚兄等。

三、职务称谓

以职务作为称呼。以行政职务称呼，如李科长、王局长等；以技术职务称呼，如李教授、张工程师等；以职业尊称称呼，如李老师、刘大夫、王会计等；不确定行业、职务的一般可用"师傅"或"先生"等作为统称。

四、规范称谓

国内与陌生人打交道，称谓通常按职业、年龄、性别来选择。到机关，应称"同志"；单位内部可用"小张"、"小王"等；到医院，应称"医生"或"大夫"；到工厂，应称师傅；到学校，应称老师、教授、同学等；对长辈，称为"大爷"、"大婶"；对小孩，称为"小朋友"、"小同学"等。

五、慎用称谓

不宜用剥削阶级的称谓，如老爷、少爷、马夫、伙计等；不宜用不礼貌的称谓，如老头、老婆子、小子、老家伙等；不宜用"团伙"的称谓，如"哥们儿"、"姐们儿"等。

第五节　交谈常用的谦敬词

谦敬语是在人际交谈中常使用的，用来表示谦虚、尊敬的礼貌用语，也称客套语。谦敬语是社会交往中的润滑剂、黏合剂，运用得当可以快速融洽双方的感情，拉近交流双方的距离，收到事半功倍的效果。交谈中常用的谦敬语可分为六大类：

一、谦敬称呼用语

1.称呼长辈 老先生、老同志、老师傅、老首长、老伯、大娘等。

2.称呼平辈 老兄、老弟、先生、女士、小姐、贤弟、贤妹等。

3.自谦 鄙人、在下、愚兄等。

二、交谈时礼貌用语

1.问候用语 您好、早安、午安、下午好、晚安等。

2.告别用语 再见、晚安、祝您愉快、祝您一路平安、祝您马到成功等。

3.应答用语 不必客气、没关系、非常感谢您、谢谢您的好意、下次注意等。

4.道歉用语 请原谅、打扰了、失礼了、实在对不起、谢谢您的提醒、是我的错、对不起、请不要介意、惭愧等。

三、事物谦敬用语

姓名:贵姓、尊姓大名、尊讳、芳名等;年龄:高寿、贵庚、芳龄等;住处:府上、尊寓、尊府等;见解:高见、高论等;身体:贵体、玉体等。

四、事物自谦词

姓名:拙字、敝姓等;朋友:敝友等;住处:寒舍、舍下、蓬荜等;见解:愚见、拙见等;年龄:虚度××。

五、谦敬使用语

请人帮助:借光、劳驾、费心等;托人办事:拜托;麻烦别人:打扰;求人解答:请问;劝告别人:奉劝;请别人下请:大驾光临、恭候光临等;请别人不要送:请留步;请别人提意见:请指教、请赐教;请别人原谅:请包涵、请海涵。

六、谦敬欢迎用语

欢迎:欢迎光临、敬请惠顾;初次见面:久仰、久仰大名;多时不见:久违;访问:拜访、拜望、拜见、拜谒;没有亲自迎接:失迎、有失远迎;自责不周:失敬;拜别:告辞、拜辞;送别:请留步、请回、不必远送;中途辞别:失陪。

七、其他谦敬用语

归还东西:奉还;赠送东西:奉送;陪伴:奉陪;祝贺:恭贺;请对方宽恕:恕。

第九章 通讯礼仪

通讯是人们利用一定的电讯设备进行信息的传递。被传递的信息,既可以是文字、符号,也可以是声音、图像。医护人员接触最多的通讯手段主要有电话、手机、传真、电脑等。

第一节 接电话礼仪

电话使用的礼仪具有特殊性,就是只靠声音和语言与对方进行沟通。接、打电话往往是人与人之间往来的第一关,印象的好坏对个人及单位影响深远。

一、接电话的方法

(一)"铃响不过三"原则

在电话铃声响起后,如果立即拿起,会让对方觉得唐突,但若在响铃超过三声以后再接听,是缺乏效率的表现,同时也会让对方不耐烦,变得焦急。如果因为客观原因,如电话机不在身边,或一时走不开,不能及时接听,就应该在拿起话筒后先向对方表示歉意并做出适当解释,如"很抱歉,让你久等了"等。

如果是在家里接听电话,尽管没有必要像在单位里那样及时,但尽快去接听是对对方的尊重,也是一个人的基本礼貌。如果铃响五声以上才去接听,也应向对方表示歉意。

(二)规范的问候语

在工作场合接听电话时,首先应问候,然后自报家门。对外接待应报出单位名称,若接内线电话应报出部门名称。

如"××医院护理部,你好",或"你好,××医院医务科,我是×××"。

自报家门能让对方知道有没有打错电话,万一打错电话就可以少费口舌。规范的电话接听礼仪体现的不仅是对对方的尊重,而且也反映出本单位的高效率和严管理。

在家里接电话可以有很多种选择,规范的可以用"喂,您好"问候对方。关键是要让对方感到亲切友好,而这种亲切友好主要是通过接听电话的人的语调、语气来体现。

(三) 要找的人不在或不方便接听电话时的处理

特别要注意的是,在询问对方姓名前,要先告知他要找的人不在或不方便接听对方电话。比较下面两种接听电话的情况:

例1,秘书:"您好。"来电者:"王院长在吗?"秘书:"对不起,他不在,请问您是哪位?"

例2,秘书:"王院长办公室。"来电者:"王院长在吗?"秘书:"请问你是哪位?"来电者:"××××。"秘书:"对不起,王院长不在办公室,要留话吗?"

在这两个例子里面,例1较例2要好。因为在例2中,对方可能会推断,当秘书知道是谁来电时,才拒绝转接其电话,来电者会感到自己被冷落了。比较好的应答还有:

(1)如果知道领导何时回来,可以告诉对方到时再打来。如"很抱歉,王院长正巧不在,估计9点钟左右回来。您过一会儿再打来好吗?"

(2)可请对方留下姓名和电话号码,等领导回来后再同他联系。这样,不仅比等对方电话更有礼貌,也更主动。如"您能留下电话号码吗?这样王院长可以给您回电。"

(3)请对方留言,把主要的事项记录下来,并与对方再认真核实一遍,但不要随意打听对方不愿透露的信息。如"很抱歉,王院长不在,请问需要留言吗?"

(4)可询问对方是否愿意与其他人通话,但要告知对方你要转给人员的部门,并征求对方的同意。如"关于这件事,您需同其他人谈一谈吗?"

(5)要找的人正忙,不方便接听电话。可以这么说"对不起,王院长正在开紧急会议,不方便接听,请您留下电话号码,待会儿请他回话,好吗?"

(四)学会记录并引用对方的名字

医护人员应该有意识地训练自己的听辨能力。假若对方是老病人,经常打电话来,一开口就能听出对方的声音,那么可以用合适的称谓问好,如"您好,王经理。"这样会给对方留下特别受到重视的感觉,增强对方的好感与信任。

(五)接到错打的电话也应该礼貌应对

接到错打的电话,人们很容易忽略礼貌问题,甚至很粗鲁,其实,并非错打的电话都必定与自己没有关系。因此,接听电话时,最好都讲究礼貌,保持良好的接听态度。

(六)应在对方挂电话后再挂电话

当对方说"再见"时,别忘了回应"再见",并等对方挂电话以后再挂电话。最好不要一听到对方说"再见"就马上挂电话,尤其不能在对方一讲完话,还没来得及说"再见"就把电话挂断。注意放电话时应小心轻放。

二、处理电话留言的一般原则

1.**简洁** 在记录留言时,要抓住要点,排除无用的话语,让接收者一看就明白。

2.**完整、准确** 要确保信息记录的完整及准确,包括对方的姓名、单位、电话号码、来电日期、时间、来电内容等。记录完毕,再将上述内容与对方核实,确认准确。最后,要注意一定要在留言条上签名,以防接收者人有疑问无处查询。

3.**及时送达** 记录者应尽早传递留言,如果留言是紧急内容,应在留言条上标出"紧急"字样,提醒接收者。

三、处理投诉电话的方法

处理投诉电话时,不同的方式有不同的结果。接投诉电话应该有礼貌,心平气和,如果过于好辩而且语气粗鲁,则很难把问题处理好。

1.做好心理准备 要知道投诉电话的抱怨很难避免。有的抱怨反而更能使我们发现问题。抱怨一定有其抱怨的理由,虽然对方可能情绪激动,言语犀利,却是对事不对人,抱怨的人最需要"吐怨气",我们应该充分给予对方这个机会,让对方倾吐出来,从而达到化戾气为和气。

2.学会安抚对方的情绪,慎重处理其问题 来电者的投诉只要正当,应安抚,体谅对方,用安抚的语言,平和的态度,让对方把事情说清楚,这时候,对方就可能已经冷静了一半。如果确实是我们的错,就一定要表示歉意,并告知立即调查此事,请对方说出要求,并把要点记下来,再从单位的立场出发,针对每一项抱怨事项,一一为其解答或处理,但不要轻易承诺。如果不是自己能控制管理的事情,应将来电转给有关部门,并在转接的时候,把来电者不满的重点传达给有关部门,不要自作主张,擅自处理,以免造成不必要的困扰。如果承诺,就一定要做到,不能让对方更加失望。如果对方只是表达愤怒,而没有详细的内容,那么,应该有礼貌地告知,请他把投诉的事以书面函告。如此,他的投诉就可能获得高层次决策人员的研究。一般来说,经过解释,投诉者可能会接受你的意见,愤怒的情绪也可能会冷静下来。

第二节　打电话礼仪

一、确定合适的时间

当需要打电话时，首先应确定此刻打电话给对方是否合适，要考虑此刻对方是否方便接听电话。应该选择对方方便的时间打电话，尽量避开在对方忙碌或是休息的时间打电话。

避开对方吃饭和休息的时间。早晨 8 点以前，晚上 10 点以后，给对方家里打电话是不合适的，除非有紧急事情。当对方可能非常忙碌的时候打电话去，也是不合适的。如在对方准备出门上班前几分钟打电话，可能会使对方迟到。而且工作上的事情，也尽量不要打电话到家里。如果是打电话到工作单位，最好不要在星期一一大早打过去，因为经过一个周末，对方要处理的公务也许会很多。在对方下班前的几分钟打电话，也是不太适当的，因为临近下班，大家也许有些事情要处理，处理完后直接回家。如果因为你的电话而耽误了对方的私人时间，对方也许会不快。

一般情况下，不要因私人的事情打电话到对方单位，除非对方不介意。如果因为私人的事情打电话到对方的单位，最好问一声："你现在方便接听电话吗？"对方肯定后再谈，但要简短，不能占用对方工作时间。

二、开头很重要

首先要自报家门，自报家门是对对方的尊重，也让对方有选择是否愿意与你通话的权利。打电话，不认识对方，应作详细自我介绍，如"你好，我是李红，××医院内科护士"。若认识对方，对方一听电话就能马上确定是谁，可以直接说出这个人的名字或正确的称呼。会使对方感到被重视的荣幸，如，"×××，您好，我是李红，××医院内科护士。"

三、通话尽量简单扼要

做完自我介绍以后,应该简明扼要地说明通话的目的,尽快结束交谈。随意占用对方的电话线路和工作时间是失礼行为。业务通话中,"一个电话最长三分钟"是通行的原则,超过三分钟应改换其他交流方式。如果估计这次谈话涉及问题较多,时间较长,那么,应在通话前询问对方此时是否方便长谈。如果对方不方便长谈,应该有礼貌地请对方约定下次的通话时间。明明需要占用一刻钟的时间,却偏偏说"可以占用你几分钟时间吗",这就很不合适了。

四、你要找的人不在时的处理

1.直接结束通话 若事情不急,可以用"对不起,打扰了,再见!"结束通话。

2.请教对方联系的时间或其他的联系方式 通常在比较紧急的情况下采用"请问我什么时候再打来比较合适?"或"我有紧急的事情,要找王医生,不知道有没有其他的联系方式?"不管对方如何答复,都应该礼貌地说"谢谢,再见"。

3.请求留言 若要找的人不在,或恰巧不能接听电话,最好是用留言的方式请求对方转告。留言时,要说清楚自己的姓名、单位、电话号码、回电时间、转告的内容等。在对方记录下这些内容后,千万不要忘记问"请问您怎么称呼?"对方告知后要用笔记录下来,以备查找。

五、适时结束通话

一般地说,由打电话的一方结束通话,挂电话通常也由打的一方先挂,但应该在听到对方说"再见"以后再挂,这是基本礼貌。在对方还有话要讲的时候匆匆忙忙挂电话是失礼的。另外,特定情况下,一般是长者、领导、女士先挂机。

第三节　电话交谈礼仪

在电话交谈中,人们会不自觉地对对方形成一个电话形象。

一、良好的态度

尽管对方看不到你打电话的姿态和表情,但你的声音会把你此刻的姿态、表情、心境不知不觉中传递给对方,从而让对方感受到你此时的状态。

1.打电话前应该保持平静的心境　如果你在打电话前正好与朋友在激烈地争论或闲聊,那么,打电话时最好适当调整一下自己的过分严肃或散漫的态度,不要把个人的情绪带到电话中去。待心情平静后,再以清朗的声音接打电话,否则会给对方留下不好的印象。

2.通话中　不要再与其他人讲话、交谈,更不能随便说笑。打电话时,注意力应该集中在与你交谈的人,其他问题可以示意别人暂时代办。

3.打电话时注意周围的环境　旁人的说话声、吃东西的咀嚼声等,尽管轻微,传入电话听筒里也会显得十分刺耳,令人厌恶。

4.电话交谈时　要注意听对方在说什么,不要做其他的事情,一心二用。只要你一分心,对方就会感觉到你的精神不集中,而且很有可能因此错失重要的内容。如果万不得已,有紧急的事情要处理,应向对方说"对不起,请停一会儿,我有件紧急的事情要办理",然后双手捂住话筒,尽快把事情办完。恢复通话时,应先说"对不起"或"很抱歉"。

二、合适的语调

同一句话,声调不同,就会引起极大的印象差异。电话交谈

时,语调尽量柔和,以此来表达自己的友善之情,生硬的声音让人感觉不太友好。有几点值得注意:

1.声音大小 与平时说话声基本相同,但声调应比平时高亢一些,过于低沉的声调往往让人觉得缺乏热情。

2.讲话的语速 比平时稍微慢一点,让对方听明白,凡是讲到重要的数字、人名、地名或关键性的句子,应重复一遍,或询问对方有没有听清楚。

3.在有紧急事情时要注意语气、语调 一般在紧急的时候,总是希望用最简短的语言、最快的语速来解决问题,容易忽略了礼貌的语气、语调,结果会适得其反,导致事与愿违。如"喂,王医生在吗?""不在。""为什么不在?""我怎么知道。"

4.心情不好的时候 心情不好的时候说话往往会比较生硬、呆板,而对方并不知道你的心情,这样可能会引起误会。

三、认真倾听,适当反馈

电话交谈时,双方都应该集中精神仔细倾听对方的讲话。为了表示自己在专心倾听对方的谈话并理解对方的意思,需要用一些简单的字,如"好"、"是"、"噢"等作为礼貌的反馈,而且尽量不要打断对方的谈话,如有疑问,也最好等对方讲完以后再问。

第四节　通话中相关问题处理

一、电话中断

电话中断时,拨打电话的一方应该主动重拨,接听的一方应冷静等待一两分钟后方可离开。重拨电话越早越好,接通后应表示歉意,尽管这并不是自己的过错。即使通话即将结束时,也要重拨,继续把话讲完。否则,就像交谈中途弃人而去,是很失礼的事情,况且,即使你把话讲完了,对方也许还有重要的话要讲。如果在一定时间内打电话的一方仍未重拨,接电话的一方也可以打过去,"你刚才是否讲完了,还有其他问题吗?"

二、通话受到干扰

如果接电话时有人前来找你或通话时有人闯入而没有退出室外,你可以先对话筒说声"对不起",然后有礼而坚定地对进来的人说"我待会儿再去找你",示意其退出。

三、没有时间接听电话

如果你正在处理重要事情而不方便接听对方电话,在电话中不妨直言,这样做是允许的,也不算失礼。你可以告诉对方,"我正在处理事情,能不能待会儿给您回电话?"这样使对方感受到被尊重,同时,也给对方有所选择,或是同意以后再通话,或是三言两语把话讲完。

四、很难对付的电话

有的人讲话听不清楚或很难听懂,应在通话开始时就向其说明;有的人在电话里大发脾气,可以适当让对方发泄心中怒气,回话人的语调要安详、沉稳;有的人谈话漫无边际,东拉西扯,应及时引到要谈的话题中来。

第五节　手机礼仪

使用手机通话,既要遵守电话礼仪中的接、打电话以及电话交谈的相关礼仪,还要注意以下相关细节。

一、遵守公德

随身携带手机放置的最佳位置,一是公文包里,二是上衣口袋之内。穿套装、套裙时,切勿将其挂在腰带上或吊在胸前。在公共场所,医护人员尽量不要使用手机。当其处于待机状态时,应使之静音或振动。需要与他人通话时,应寻找无人处,切勿当众自说自话。未接到他人打在手机上的电话,应当及时与对方联络。没有特殊原因,与对方联络的时间不应当超过五分钟。拨打他人的手机之后,应保持耐心,若他人没有及时接听,一般等候对方十分钟左右再拨打。期间,不宜再同其他人进行联系,以防电话占线。特殊情况需要借用别人手机,应主动告诉要拨的号码,并尽快结束通话。若别人不愿意借用,不可强迫。

二、依法传播信息

现代手机的使用,不仅仅是接打电话简单的功能,而且已拓展为接受讯息、浏览讯息、转发讯息、发布讯息的移动通讯平台,给我们的生活、学习、工作、交往带来方便快捷的同时,也给社会稳定带来一些不确定的因素。使用手机一定要严格依照法律、法规的规定,坚决做到不信谣、不传谣、不造谣。

三、注意安全

使用手机必须注意相关安全事项,按照常规,在驾驶车辆时,不宜使用手机通话;乘坐飞机时,必须自觉地关闭本人随身携带的手机;在加油站或是在医院停留期间,也不准开启或接打手机。此外,在一切标有文字或图示禁用手机的地方,均须遵守规定。

四、适时关机

医护人员与病人交谈时,当着病人的面将手机关掉,意思是告诉病人,你是最重要的,我把手机关掉,是为了专心陪你。工作时手机应当调成振动,不可当着病人面接打手机或发信息。

第六节　电脑礼仪

一、正确使用电脑

电脑作为现代信息必不可少的传输工具,许多工作都需要利用电脑来完成,电脑已成为现代办公场所必备的办公工具。通过工作中使用电脑的相关礼仪细节,可以体现一个人的素质和修养。若不懂使用礼仪,会让人反感和讨厌,使自己的形象受到损害,层次下降。

1.保持电脑清洁　现代医护人员工作中一般都会有自己专用的电脑,应多加爱护。平时应定期清洁自己的电脑,不要让电脑上面布满灰尘。清洁电脑屏幕时应注意不用湿抹布擦拭,这样容易损坏电脑屏幕。在清洁电脑屏幕时最好使用专用的电脑清洁布和清洁剂擦拭。

2.正确开关电脑　工作中使用电脑要正确开关机,不应为了省事而经常强制性关机。经常强制性关机不仅容易损害电脑,有时还容易使自己的文件丢失。另外,要记得不用电脑时要及时关机,关闭显示屏,最大限度地节约能源。

3.正确使用外插软件　工作中有时传输或保存文件需要用U盘或者移动硬盘等电脑外插软件来完成。使用外插软件退出时应注意按照正常的程序退出,不要强制性退出。否则,强制性退出外插软件很容易导致数据丢失。

4.处理与工作有关的资料　工作中使用电脑应处理与自己工作有关的资料,不应在工作时间用电脑做一些与工作无关的事情。更不要在上班时间用单位电脑玩游戏、看电视、炒股票、阅读、传播不良信息等。

二、正确使用电子邮件

电子邮件使人们的工作、生活、学习更加快捷、高效,但使用电子邮件同样要注意礼节,别让电子邮件出笑话,甚至触犯法律。

(一)电子邮件应当认真撰写

向他人发送的电子邮件,一定要精心构思,认真撰写。既要语言简练,又要使对方理解发送电子邮件的目的。

1.主题要明确 一个电子邮件,大都只有一个主题,并且往往需要在前面注明。若是将其归纳得当,收件人见到邮件主题便对整个电子邮件一目了然了。

2.语言要流畅 电子邮件要便于阅读,语言流畅。尽量避免用生僻字、异体字。引用数据、资料时,则需要标明出处,以便收件人核对。

3.内容要简洁 工作时间极为宝贵,所以电子邮件内容应当简明扼要,愈短愈好。

(二)电子邮件不应当涉及保密内容

电子邮件快捷方便,为人们的工作、学习、生活节约了大量财力、物力。但使用电子邮件,应当注意邮件内容不涉及党和国家秘密,不涉及工作秘密。坚持做到上网不涉密,涉密不上网。

(三)电子邮件不应当传播低俗内容

医护人员使用电子邮件,主要是为了方便工作、学习。网上阅读、传播黄色、暴力等低俗内容,对社会和谐、青少年成长都会造成极坏的负面影响,也是法律法规所禁止的。

第十章　人情往来礼仪

　　中国是一个注重情感的传统古国,每逢婚丧嫁娶、乔迁升学等重大事情,亲朋好友、左邻右舍一般都会馈赠礼品表示祝贺,有的为了表示重视还要亲自登门拜访、看望,而主人则要设宴款待,以对客人的祝贺以示感谢。

　　沿袭数千年的人情往来礼仪,是人们增进亲情、加深友情的重要方式。由于受自然环境和文化传承的影响,各地的人情往来礼仪也存在差异性。

第一节　祝贺礼仪

　　祝贺是加强人际关系,增进友谊的重要方式之一。他人在生活、事业和爱情等方面取得了成功,或者遇上喜庆节日、令人高兴的集会,对他人说些赞美和祝贺的吉祥话语,可使这种喜悦更添色彩,使对方感受到你的关注和支持,进而加深双方的友谊。

　　祝贺时,应遵循态度要诚挚、用语要准确、方式要恰当3方面的原则。

一、结婚祝贺

　　1.收到请柬后要马上回复　一般以不携带小孩为宜,如请柬上书有"全家"字样,已结婚的子女也不在其列,如你已有恋人而主人未邀请,可向主人请示是否可以携带。

　　2.结婚礼物以钱或实物为主　送实物要讲究美观、实用,一般以家庭陈设品、床上用品、餐具茶具、厨房用品等礼品为宜,也可事前征求新婚夫妇的意见再采办。若是直接送钱给新人的,应用红包封好,并写上祝贺语和自己姓名等,以便新人登记清楚。

3. 婚礼现场的礼仪 服饰要干净、整洁、庄重,颜色搭配除了黑色以外其他无妨。话题要紧紧围绕婚礼,千万不要谈你自己或其他事情而影响婚礼气氛。主动向新郎新娘介绍自己,不应计较新人与你相处、交谈时间的长短。你若想在婚礼上提前告退,可以随时离席,一般不必向新人面辞。

二、诞生庆贺

当一个新生命呱呱坠地时,诞生仪式便宣告开始。诞生礼是人生的开端礼,表达了人们对新生命的礼赞和祝福。诞生礼一般都在婴儿出生后三日举行,俗称"三朝",要为婴儿举行洗礼(即"洗三"仪式)。婴儿的诞生,对一个家庭来说是件大喜事。所以,父母在向亲友报喜时以煮熟并涂以红色的"喜蛋"相赠,俗称"送喜果"。亲戚邻里则应拿些礼品来看望婴儿,慰问产妇,并说些吉祥的话表示祝福。

1. 探望产妇和婴儿 尽可能做到亲自登门看望,如在外地,路途遥远,可写祝贺信或打电话祝贺,无论何种形式,都应以关心产妇和婴儿健康为主要话题内容。

2. 赠送礼物 礼物分给产妇和给婴儿两类。给产妇的礼物以适合产妇服用的滋补类食品或有关育儿的书籍为宜;给婴儿的礼品可以是奶粉、衣物、玩具或具有纪念意义的纪念章等。

3. 祝贺用语要文雅准确 祝贺用语要说吉利话,可称得子为"麒儿"、"公子",得女为"千金"、"掌珠"等。

三、满月庆贺

婴儿满月时要做"满月",外婆家要给小外孙(外孙女)做衣服,理"落胎发",置办酒席答谢亲友的祝福。婴儿剃下的头发要妥善保管,可以制成胎毛笔等物品作为永久纪念。

此外，一些地区还有"百日"庆贺，婴儿出生满百天，家人置办酒席宴请亲友，宣布婴儿姓名，行认舅舅礼等。

四、周岁礼仪

婴儿满周岁时，民间"抓周礼"的习俗广为流行。这是用来"预测"婴儿将来前途和职业的一种礼仪。孩子满周岁那天，给他沐浴修饰，穿上新衣服，然后放一只盘子在他面前，盘内盛有钱币、纸笔、食品、珠宝、玩具等。女孩子"抓周"还要放上剪尺、针线，任孩子抓取，根据所抓之物，来"测试"小孩的志趣。当然这只是平添一些生活情趣，并不能真正预测小孩未来的发展。亲友可以给小孩买一些玩具、童装和幼儿画等以示庆祝。周岁是人生命周期中的一个高潮，小孩出生后头三年的生日一般要邀请亲朋好友为孩子祝福，比较隆重。

五、生日礼仪

年少者的生日典礼叫"过生日"。祝贺可较随意，一个电话、一张贺卡送去一番真诚的祝贺，一束鲜花、一件小礼物带来一片温馨的祝福。祝贺内容多以"健康成长、学习进步、工作称心、爱情美满"为主题。

年轻人借生日会朋友，是一种有益的形式。同学、同事、朋友之间都可采用，地点随意而定，宴会可大可小，内容灵活多样。在生日乐曲声中，许愿、吹灭蜡烛、吃生日蛋糕，这不仅是对主人的热情祝福，也可增进朋友间的友谊。

生日可以是一副彩照、一篇日记，也可以是一桌家宴、一次郊游。生日，作为人生道路上的里程碑，既有催人不断进取的激励，又在多姿多彩的喜庆气氛中体现人与人之间的真情。

六、贺寿礼仪

传统的寿文化源远流长，与民族、宗教、礼仪等有密切关系，是我国历史文化遗产的一个组成部分,至今仍对人的生活具有较大影响。

按照我国传统,50岁以前的诞生日一般称为"过生日",50岁以后才是名正言顺的"做寿"。60岁是花甲寿,要大庆。如果80岁,俗称"庆八十",场面更庞大。岁数逢十,是大寿,要举行较为隆重的寿诞仪式。实际上做寿都在逢九那年举行,因为"九"为"久"的谐音,寓意延年益寿。

庆祝寿辰,一般应由子女或亲戚朋友出面举行。接到邀请参加庆寿活动的亲友,要准备一些寿礼。寿礼一般有寿糕、寿桃、寿面、寿联和寿幛等。

民间做寿,一般在家中设寿堂,寿堂正中,用纸或绸剪一个大红"寿"字,两旁张挂寿联。按照旧俗,庆寿活动从寿辰的前一天开始,亲友寿礼都先行送到,晚上先由儿女设宴庆寿,叫做"暖寿"。第二天才是寿辰正日,宾客云集向"寿星"道贺,并由宾客推举代表致祝酒词。"寿星"是庆寿活动的主角,愉快地接受亲友和晚辈的祝贺。行完拜礼后,大开寿宴,饮寿酒,吃寿面。寿宴席终,宾客告辞时,主人也要适当回赠纪念品。

寿诞礼仪在维系家庭成员的情感,增进家庭成员及亲朋之间的和睦有着积极的意义。举行寿诞活动,亲朋好友欢聚一堂,送上礼物,主人家招待宴席,气氛热烈,主、客都感到幸福愉快,也就收到了预期的效果。

祝寿不是一般性的走亲访友或赴宴,要做好充分的准备。

1.备好寿礼 寿礼一般可选择包装精美、做工精细,含有祝贺健康长寿、吉祥如意意义的食品或物品。有的地方习惯赠送糕团、寿面,并在食品或物品放上红纸或由红纸剪成的"寿"、"福"字,或者寓意长寿和兴旺发达的饰花。

2.服饰端庄 服饰宜选择色调明快,含有吉庆之意的红、黄等颜色。穿着力求整洁庄重,忌穿全黑、全白或黑白相间的服装。

3.语言喜庆 语言要以祝贺和颂扬为主。常用祝寿语有：福如东海、寿比南山、天地比寿、如松如柏、青春永驻、向××拜寿、祝福身体康泰、寿与天齐等等。

4.行礼庄重 封建社会,祝寿要行稽首、磕头等跪拜大礼,这与现在风俗礼节要求有违,故而提倡抱拳打揖、鞠躬或握手等平等的礼节。

第二节　吊唁礼仪

吊唁是对他人失去亲人的慰藉,亲人的离去是不幸的,前往吊唁,既是对死者的祭奠,更是对生者的抚慰。吊唁时态度要严肃,感情要真诚。情谊深厚的,一定要亲自前往,表示应有的关心和慰问,如果有事无法前往,可写信或委托他人给予慰问。即使情谊不深,得知他人亲人过世,也要有所表示,不闻不问、不理不睬是失礼的行为。

一、服饰仪容

素净的衣服与庄重的心情是吊唁的要诀。参加丧礼时,应注意穿着,应选择颜色为藏青色或灰色、款式朴素的套装或连衣裙等。项链及时髦的耳饰等小饰物,要在出席灵堂吊唁仪式之前取下来,并且将原先所化的浓妆改为淡妆。

在多数情形下,灵堂都会在死者亡故的当天设立,吊唁仪式也即开始。吊慰者若是从工作地点直接前往灵堂,则无需刻意换成丧服。

二、赠送奠仪

赠送奠仪不像贺仪那样可以任选礼品,一般采用的是挽幛、挽联、花篮、花圈等。挽幛和挽联的内容或字词需精心斟酌,尤其是挽联,不少人是自己写联来表达真切感情。以金钱为奠仪,又称香仪,是当代普遍采用的便捷方式,也是大多数情况下,最方便实用的。香仪钱一般为单数,用白纸包好,封面书"香仪"和送礼者的姓名。

三、致祭

吊唁仪式举行当天,应准时到达,在签名簿上签名并领取应佩戴的物品,安静地进入丧礼会场。无论参加公祭或自行致丧,都包含上香、鞠躬两个动作。这些向逝者致敬的行为称为"吊"。仪式完毕应向家属表示哀伤之意,希望对方能节哀顺变,称为"唁"。如果是多数人一起行礼的话,可推派一人当主祭者,其他人陪同上香、献花、鞠躬,之后由家属答礼。要事办完便可尽快离开,不宜逗留太久,否则可能会为家属添麻烦。

如果逝者家庭缺乏人手,应帮助他们奔走办事。当然,这要根据与其平时关系的密切程度,以及个人工作忙闲的情况决定。

第三节　馈赠礼仪

馈赠即赠送礼品,它是人际交往中的一种表达友情、敬重和感激的常用形式,其目的在于沟通感情和保持联系,通过这种形式,表现出馈赠者的人品和诚意。

对尊长送礼表示敬重,走亲访友送孩子礼物表示喜爱,朋友结婚送上一份礼物表示庆贺与祝愿,毕业升学送上一份礼物表示激励上进,节日里互赠贺卡可以共享快乐,亲友分别送礼物以资纪念,探望病人携带礼物表示关心,别人遭遇不幸送上礼物表示慰问,受人恩惠送份礼物深表谢意等。馈赠是人际交往中一桩非常重要的事情。

一、馈赠时机

一般来说,选择重要节日,如春节、端午、生日等都是送礼的最好时机。另外,除工作上联络的请帖,其他几乎都是收请柬必送礼的。送礼多少则可灵活掌握。古话说:"交浅礼薄,谊深礼厚。"当然这需结合个人的经济状况等具体情况而定。

按照惯例,若是宴会,礼物要在宴会举行之前送给主人才表示恭敬,否则在临宴时才送礼就有点失敬了,尤其是婚礼、大寿等较为隆重的宴会。另外,事后补礼是切忌的。

1.喜丧嫁娶 乔迁新居、过生日做大寿、生小孩、嫁女娶亲等亲友喜庆日子,应备礼相赠,以示庆贺。亲人去世或遭不幸,也要适当送礼以帮助解决困难,表示安慰吊唁。

2.欢庆节日 我国传统节日为春节、端午、中秋、重阳等。西方化的圣诞节、情人节、母亲节等都可作为送礼的时机。

3.探望病人 去医院或别人家中探望病人应携带礼物。

4.酬谢他人 当自己在生活中遭到困难或挫折,亲朋好友对你伸出援助之手,事后应考虑送点礼物以表酬谢。

5.亲友远行 为了祝愿亲友一路顺风,安心离开家人远去外地求学、工作,送上一份礼品以表心意,表示纪念。

6.拜访、作客 拜访或作客时,一方面对打扰对方表示歉意或接受对方款待表示感谢,一方面向对方表示自己的问候,往往也要带上一份礼物登门。

二、礼品的选择

礼物送到位,才有好效果。送礼首先要考虑对方有什么爱好、兴趣和禁忌。其次要考虑送礼的原因和目的,尽量使礼品恰如其分。再次礼品不可太贵重,过于贵重的礼品容易使对方产生不安,有行贿之嫌,总觉得是"人情债",这就事与愿违了。最后还得注意礼品的包装。

1.**结婚礼物**　要收到对方的请柬或通知后再携礼登门祝贺,礼品宜以家庭用品、床上用品、餐饮具或字画等工艺品为好,也可事先征求主人意见再选购。如果用金钱代替礼品,可在封套上写明"贺仪"等字以示庄重。

2.**生子礼物**　可送婴儿用品,如衣服、鞋帽或玩具、食品、生肖纪念章等,也可选产妇滋补营养品等。

3.**生日礼物**　长辈做寿,可送寿联、寿幛或营养品、衣服布料等,夫妻生日可送鲜花、化妆品、饰物、领带等,朋友生日可送贺卡、工艺品、学习用品、影集等小物件。

4.**节日礼物**　春节送腊味、礼盒,端午送粽子,中秋送月饼,情人节送玫瑰花等。

5.**病丧礼物**　探望生病的亲友,应携带一些适宜病人食用的食品,如滋补品、饮料、水果等,也可送鲜花,但在送水果时要根据病情来选购。

丧礼可送花圈、挽联或"帛金"(即金钱),如送物品应以不留纪念的一次性易耗品(如烟、酒、食品等)为原则。

6.**远行礼物**　毕业、升学远行时,可选择书籍、学习用品、生活用品等礼品。

7.**迁居礼物**　乔迁之喜以对联、字画、镜屏、工艺品、家庭装饰品为礼最佳。

8.**异性受欢迎的礼物**　戒指、名牌包、名牌时装、名牌表、高档手机、电子产品、创意别致产品、优雅晚餐、共度浪漫之夜、豪华旅游等。

9.**异性讨厌的礼物**　手帕、袜子、拖鞋,廉价香水、食品、化妆品套装,广告衫、厨房用品、转赠他人的礼物等。

三、送礼的避讳与禁忌

过时送礼、事后补礼都应避免。互赠礼物是必要的,但要了解对方的送礼避讳与禁忌。

给年长者送钟,"钟"与"终"谐音,乌龟虽然长寿,却有"王八"的俗名,我国都不宜作礼品相送。

走亲访友送水果是常见的礼物之一,但有些水果却不宜作为礼物,尤其是梨。"梨"与"离"谐音,给夫妻、恋人送此礼物就很不合适。

"帽子",在民间有"愁帽子"一说,老人去世孝子头戴孝帽。特别是绿色的帽子,更是送礼的大忌。

"镜子","镜子"与"禁子"谐音,同时容易破碎,也属于送礼避讳的。

四、受礼者回礼

在我国接受礼物时应眼睛注视对方,双手捧接,口头致谢,并表情欣喜,接过礼物后一般不应打开欣赏,尤其是包装礼品不仅不能当场撕开,也不能随手乱放(中国传统礼仪要求,当着客人面打开包装的礼品,是一种不礼貌的行为,与西方礼仪中接受礼品的方式完全相反)。"礼尚往来",回赠的时间可以选在客人离开时、隔一段时间登门回访时或以后喜庆日子。不能受礼时即回礼,但注意语句表达,不能过分伤害对方自尊心。

五、送花的学问

在很多场合,花卉可以作为馈赠的礼品首选。不同的花代表不一样的含义,传达不一样的情感。迎送亲友、客人宜送紫藤花,夜夜含苞、朝朝开放,表示热情好客;恋爱时宜送红玫瑰和红蔷薇;南宋诗人陆游与唐婉的爱情故事中称秋海棠为"断肠红"、"相思红",故送秋海棠表示苦恋、苦苦追求;求婚送一束玫瑰,同意回赠玉兰;夫妻宜送百合花;拒绝求爱送康乃馨等。礼品花的种类主要有盆花、庭园花、瓶花(束花)、绢花、花篮和花环等。花作为沟通、互动的使者,西方更是将不同的花赋予了各自独特的语言(表10-1)。

表 10-1　西方人关于花卉的寓意

白百合花——纯洁	红茶花——天生丽质
墨桑——生死与共	白茶花——天真
蓝紫罗兰——诚实	野葡萄——慈善
紫藤——欢迎	薄荷——有德
翠菊——追念	杜鹃——节制
玫瑰花——优美	鸡冠花——爱情
大丽花——不诚实	万寿菊——妒忌、悲哀
白丁香——念我	四叶丁香——属于我
红郁金香——宣布爱情	黄郁金香——爱的绝望
豆蔻——别离	红康乃馨——伤心
野丁香——谦逊	黄康乃馨——轻蔑
柠檬——挚爱	水仙花——尊敬和自爱
白菊花——悲伤	杏花——疑惑
兰花——热情	百合花——庄重和尊敬
石竹——奔放和幻想	牡丹花——拘谨和害羞

第十一章　公共场合礼仪

公共场所是为社会大众服务的地方,医护人员常出入的公共场所包括街道、马路、公园、影剧院、文化馆、图书馆、商场、饭店等。虽然在公共场所,许多时候人们并不相识,但讲究礼仪、遵守规范,是一个有教养、有品位的人所必须做到的,也是构建和谐社会的基本要求。

第一节　出行礼仪

一、步行的礼仪

步行的礼仪,是出行礼仪的核心内容所在。

(一)步行仪态

行走时,要做到仪态优雅,风度不凡,重要的是要做到稳健、自如、轻盈、敏捷。保持脊背腰部伸展放松,脚跟平稳着地的基本姿态。

(二)步行方位

任何人走路,都会碰上一个前、后、左、右的方位问题。在社交活动中,需要注意的步行方位问题主要包括两个方面。

1.与交通规则有关的方位问题　在任何国家,每个人都有遵守交通规则的义务。

2.与礼仪惯例有关的方位问题　在人多处,往往需要单行行进。单行行进时,通常讲究"以前为尊,以后为卑"。应当请客人、女士、尊长行走在前,主人、男士、晚辈与职位较低者则应随后而行。在单行行进时,还应注意自觉走在道路的内侧,以便于其他人通过。

两人或两人以上并排行走时，一般讲究"以内为尊，以外为卑"。即以道路内侧为尊贵之位。倘若当时所经过的道路并无明显内侧、外侧之分时，则可采取"以右为首"的国际惯例，以行进方向而论，将右侧视为尊贵之位。

当三个人一起并排行进时，有时亦可视居于中间的位置为尊贵之位。以前进方向为准，并行的三个人的具体位次，由尊而卑依次应为：居中者，居右者，居左者。

(三)步行禁忌

在社交活动中，尤其是在国外，步行时既要遵守礼仪，更要避免某些易于惹来麻烦、导致误会的禁忌。一忌行走时与其他人相距过近，尤其是要避免与对方发生身体碰撞；二忌行走时尾随于其他人身后，甚至对其窥视、围观或指指点点，此举会被视为"侵犯人权"或是"人身侮辱"；三忌行走时速度过快或者过慢，以至于对周围的人造成一定的不良影响；四忌在私人居所附近进行观望，甚至擅自进入私宅或私有的草坪、森林、花园；五忌一边行走，一边连吃带喝，或是吸烟不止；六忌与成年同性在行走时勾肩搭背、搂搂抱抱。在西方国家，此为同性恋者的行为。

二、乘汽车礼仪

(一)小轿车(9座以下)的座位排序

乘坐汽车应遵循客人、长者、尊者、女士为尊的原则。同时，还要注意开什么车(轿车或吉普车)，谁(主人或专职驾驶员)开车，客人意愿(客人愿意坐在那里那里就是上座)等。

通常情况下，将车开到客人跟前，帮助客人打开后右侧的车门，以手遮挡上门框，站到客人身后请客人上车。主人应绕到左侧门上车，避免从客人座前穿过。若客人先上车坐到主人的位置上，则不必请客人挪动位置，(这种座位排序是以驾驶座居左来确定，下同)。

轿车的前排，特别是副驾驶座，是车上最不安全的座位。因此，按惯例，在社交场合，该座位不宜坐妇女或儿童。

在公务活动中，副驾驶座，特别是双排五座轿车上的副驾驶座，则被称为"随员座"，专供秘书、翻译、保卫、陪同等随从人员就座。

乘坐轿车时，确定轿车的座次，关键要看乘坐何种车辆。

乘坐吉普车时，前排驾驶员身旁的副驾驶座为上座。车上其他的座次，由尊而卑，依次为后排右座、后排左座。

乘坐轿车时，座次的具体排列，因驾驶员的身份的不同，具体分为下述两种情况。

1.由专职司机驾驶轿车　在这种情况下，双排五座轿车上其他的四个座位的座次，由尊而卑依次应为后排右座、后排左座、后排中座、副驾驶座（图11-1A）。

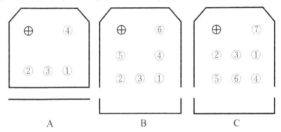

①号位置为尊者贵客，②号位置通常为主人。

图11-1　专职司机驾车座次排序图例

三排七座轿车上其他的六个座位的座次，由尊而卑依次应为后排右座、后排左座、后排中座、中排右座、中排左座、副驾驶座。实际操作中也有以中排右座、中排左座、后排右座、后排左座、后排中座、副驾驶座为序（图11-1B）。

三排九座轿车上其他的八个座位的座次，由尊而卑依次应为中排右座、中排左座、中排中座、后排右座、后排左座、后排中座、前排右座、前排中座（图11-1C）。

2.由所乘轿车的车主亲自驾驶轿车　在这种情况下，双排五座轿车上其他的四个座位的座次，由尊而卑依次应为副驾驶座、后排右座、后排左座、后排中座（图11-2A）。

三排七座轿车上其他的六个座位的座次,由尊而卑依次应为副驾驶座、后排右座、后排左座、后排中座、中排右座、中排左座(图11-2B)。

当主人亲自驾车时,若一个人乘车,则必须坐在副驾驶座上,若多人乘车,则必须推举一个人在副驾驶座上就座,否则就是对主人的失敬。若其夫人陪同,其夫人应坐到副驾驶座上,其他座位排序按照专职驾驶员座次安排(图11-2C)。

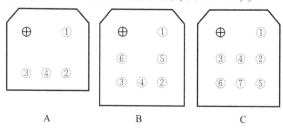

图 11-2　主人驾车座次排序图例

(二)大轿车(9座以上,包括旅游客车)的座位排序

乘坐大型轿车或旅游客车时,以前排,即驾驶员身后的第一排为尊,其他各排座位由前而后依次递减;而在各排座位之上,则又讲究"右高左低",即座次的尊卑,应当从右而左依次递减;总体是由前而后,自右而左。上车顺序是,位卑者先上后下,位尊者后上先下(图11-3)。

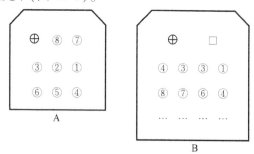

说明:□为导游(或引导人员)的位置。

图 11-3　大轿车座次图例

三、乘其他交通工具礼仪

乘坐公共汽车、火车、高铁时,往往需要对号入座,座位可供选择的余地并不大。比较而言,有关座次的讲究也相对较少。基本的规矩是,临窗的座位为上座,临近通道的座位为下座。与车辆行驶方向相同的座位为上座,与车辆行驶方向相反的座位为下座。

在有些车辆上,乘客的座位分列于车厢两侧,而使乘客对面而坐。在这种情况下,以面对车门一侧的座位为上座,以背对车门一侧的座位为下座。公交、地铁无需对号入座,但要注意为老弱病残让座。在乘坐车辆时以礼待人,不单是一种要求,而且应当落实到乘坐车辆时的许多细节上。

1.上下车先后顺序　在许多正式场合,上下车的先后顺序不仅有一定的礼仪讲究,而且必须认真遵守。按照惯例,乘坐轿车时,应当恭请位尊者首先上车,最后下车。位卑者则应当最后登车,最先下车。乘坐公共汽车、火车、高铁以及公交、地铁时,通常由位卑者先上车,先下车。这样规定的目的是便于位卑者寻找座位,照顾位尊者。

2.就座时相互谦让　不论是乘坐何种车辆,就座时均应相互谦让。争座、抢座、不对号入座,都是非常失礼的行为。在相互谦让座位时,除对位尊者要给予特殊礼遇之外,对待同行人中的地位、身份相同者,也要以礼相让。

3.乘车时律己敬人　在乘坐车辆时,尤其是在乘坐公用交通工具时,应将其视为一种公共场合。因此,必须自觉地讲究社会公德,遵守公共秩序。对于自己,处处要严格要求,对于他人,时时要友好相待。

四、乘客轮礼仪

乘坐客轮较飞机、火车的活动空间大,因而更舒适、自由。

1.**对号入座** 我国的客轮舱位一般分为特等舱、一等舱、二等舱、三等舱、四等舱、五等舱等几种。客人实行提前买票,每人一铺位,对号入座。

2.**注意安全** 风浪大时要防止摔倒,甲板散步不要攀越栏杆,带孩子的乘客要看住自己的孩子,吸烟的乘客要避免火灾。船上的扶梯较陡,上、下船要互相谦让、注意安全。

3.**注意小节** 遵守船上规定,着装整齐,应避免穿短裤、拖鞋或泳装进餐厅,不随意翻动同房乘客的物品,不在船上四处追逐、大吵大嚷、占用通道,不在通道或甲板上睡觉,晕船呕吐时要去卫生间,景点拍照不要挤抢等。

五、乘飞机礼仪

在乘坐飞机时,必须认真遵守乘机礼仪,自觉维护乘机安全。

(一)维护乘机安全,提高对其重要性的正确认识

1.**不得携带有碍飞行安全的物品** 任何乘客均不得携带枪支、弹药、刀具以及其他一切武器或凶器,不得携带一切易燃、易爆、剧毒、放射性物质以及其他任何有碍于航空安全的危险物品。在交付托运的行李之中夹带此类物品,也是不许可的。

2.**应认真配合例行的安全检查** 乘机者在办理完毕登机手续后,还必须接受例行的安全检查,此后方可登机。接受检查时,不应当拒绝合作或无端进行指责。

3.**飞行时务必要遵守有关安全乘机的各项规定** 在飞机飞行期间,一定要熟知并遵守各项有关安全乘机的规定。当飞机起飞或降落时,一定要自觉地系好安全带,并且收起自己面前的小桌板,同时将自己的座椅调直。当飞机受到高空气流的影响而发生颠簸、抖动时,也要将安全带系好,切勿自行站立、走动。在飞机飞行期间,严禁使用移动电话、调频收音机等电子设备。

4.**乘机时需要对安全设备有一定了解** 飞机起飞前,所有的客机均会由客舱乘务员或通过录像片,向全体乘客介绍氧气面罩、救生衣的位置及正确的使用方法,以及飞机上紧急出口所在的位置及疏散、撤离飞机的办法。在每位乘客身前的物品袋内,通常还会备有上述内容的图示。对此一定要认真听,认真阅读,牢记在心。同时,切勿乱摸、乱动机上的安全用品,或私开安全门,这有可能危及飞机安全,也属违法行为。

(二)从严要求自己,以礼待人

上下飞机,注意依次而行;在飞机上存放携带行李,与其他乘客要互谅互让。在自己的座位上就座,应保持自尊,不当众脱衣、脱鞋,腿脚不乱伸乱放。休息时,不要使身体触及他人,或是将座椅调得过低有碍于人。与他人交谈,说笑声切勿过高。不要在飞机上吸烟乱吐东西。万一晕机呕吐,务必使用专用的清洁袋。

第二节　公共场所礼仪

一、集会礼仪

(一)集会组织者礼仪

集会的组织者是集会的核心人物,是集会能否成功的关键。

1.发放通知　集会的组织者要事先拟好集会通知,并且在集会前的一周发出,以便给参加集会的人足够的准备时间。通知务必写明集会的时间、地点、主题及参加者范围等内容,有的集会通知上还可注明闭会的时间。根据集会的内容和参加者的范围,集会通知可以采用张贴的办法,也可送达、邮寄、传真、网络发布等。

2.安排好会场　根据集会内容和参加者的多少,确定会场并加以布置。在城市广场上举办的群众集会,还应提前向有关部门报告,以免出现始料不及的问题。

3.写好议程 集会时间不宜太长。集会开始前应把集会议程随集会通知发放给与会者,使参加者对集会的安排做到心中有数。

此外,集会结束后,应做好会场的清理工作,切勿丢下一片狼藉的会场撒手而去。

(二)集会参加者礼仪

集会能否取得成功,不仅要求集会组织者讲究礼仪,集会参加者也应懂礼仪规范。

1.及时到会 参加集会要按时赴会,宁可提前十几分钟也不可迟到一分钟。

2.穿着要整洁大方 这既是对别人的尊重,也是对自己的尊重,尤其是集会的主持人和发言人。不注重仪表将有损于自我形象,也有损集会形象。

3.交谈举止得体 参加集会的人很多,身份各不相同,所以,一言一行都要做到自然得体,落落大方。不要因为人多就哗众取宠,那样就显得没有涵养,有失礼貌。

二、升国旗仪式礼仪

国旗,是国家的象征,代表国家的尊严。每个公民和组织都应尊重国旗,爱护国旗,维护国旗的尊严。举行升旗仪式,可以增强公民的国家观念,激发爱国主义热情。

(一)升旗的场合

根据国家教委《关于施行〈中华人民共和国国旗法〉严格中小学升降国旗制度的通知》精神,全国中小学在每周星期一早晨举行升旗仪式。

其他重要场合也应升挂国旗,如重大体育比赛、庆典仪式、重要节目等,均应升国旗。

(二)升旗的程序

1.出旗 旗手双手持旗,护旗手位于国旗两侧,齐步走向旗台,在场全体人员要立正站立。

2.升旗　两名旗手缓缓升旗,同时奏国歌。在场人员行注目礼,军人、少先队员、仪仗队员行举手礼。在国歌演奏结束的同时,国旗升到旗杆顶端,在场人员礼毕。

3.唱国歌　中小学举行升旗仪式后,全体师生要在主持人指挥下唱国歌。其他场合的升旗仪式,可以在升旗时唱国歌,也可不唱国歌。

4.国旗下讲话　学校在升旗后,可由校长或其他人做简短、富有教育意义的讲话。

(三)注意事项

全场人员在升旗时要肃立致敬。升旗时要神态庄严,保持肃静,不要做小动作,更不要走动、说笑。旗手和护旗手应学好《国旗法》,并经过严格训练,认真严格地按规定升降国旗。

三、商场购物礼仪

顾客与营业员互相尊重、互相体谅是双方文明相处的前提。购物时,顾客要尊重营业员的劳动,要体谅营业员的辛苦,尽量减少对营业员的麻烦,使用文明礼貌语言。

买东西,先看准样式、颜色、质量、价格等,合适了再请营业员拿来,看不清或拿不准的可以先问一下。如果不合适,或者只是想看看,则不必麻烦营业员取下来。

呼唤营业员时,语气要平和,应使用恰当的称呼,不要用命令式口气高声呼叫。营业员正忙于接待其他顾客时,要耐心等待,不要急不可待地高声叫喊、指手画脚或敲柜台。

挑选商品时,不要过分挑选,时间过久会影响营业员为别人服务。对易污、易损商品要轻拿轻放,如果污损,就应当买下来或者赔偿。挑选后不满意时,可以请营业员把商品取回,要说一声"劳驾",挑选多次时,可以说一声"对不起!给你添麻烦了"。

对态度不好的营业员,最好早一点离开,必要时,应当耐心、冷静地讲道理、说情况,实在不行的,可以向其领导反映请求帮助解决,不可在这种场合高声争执、吵闹。

调换商品,应当斟酌情况,能换则换,不能换的则不可强求。营业员交货、找钱等发生差错时,要善意提醒,说明情况,实在不行,可找领导解决。买完商品离开时,不要忘记向为你提供服务的营业员道一声"谢谢"。

四、观看影、剧礼仪

到影剧院看电影、戏剧是一种高尚的娱乐和享受,应当遵守公共秩序,文明礼貌。应穿上整洁、庄重的服装,女士可化淡妆、喷香水,男士也应稍作修饰。

买票时,要排队,不要插队,也不宜请人代买。

进电影院要提前几分钟到场,对号入座。看电影迟到可请服务员引导入座,行走时脚步要轻、姿势要低,不要在人行道上停留,以免影响他人。看戏迟到最好在幕间再入座,入座时身体要下俯,要向所经过的观众道歉,说一声"对不起"。如果别人坐错了位子,要轻声和蔼地请他验看一下座号,不要引起争执,必要时可以请服务员帮助解决。遇到熟人,不要大声招呼,也不要挤过去交谈,点一下头,打一个手势就好。

观看时,要将手机关闭或调到静音状态,不要吸烟,不吃带皮带核的东西,不随地吐痰、不乱扔杂物、不高声说话。要注意脱下帽子,身体不要左右摇晃,两腿不要抖动,更不要脱鞋子,引起别人反感。观看已经看过的影剧,不要在下边讲解、介绍、评论。热恋中的青年,应当自重,注意端庄,在公共场合不过分亲昵。

观看影、剧时,要尊重演员的艺术创造。观众的掌声是对演员的最好赞扬,会使演员受到激励,发挥出更佳水平,使观众得到更好的艺术享受。演出中出现差错、失误,不应起哄,在适当的时机给以更热烈的掌声,这体现了对演员的体谅,是对演员的爱护和培养。

中途没有特殊情况，不要离场，必须离开时，要等幕间，看电影不要在情节紧张、热烈时离场。离座时，要轻声地说"对不起""劳驾""借光"等，压低身姿，轻步退场。演出将结束，不要提前起立退场，这会导致全场混乱，对演员十分不礼貌。要起立站在原位，热烈鼓掌，感谢全体演职人员的艺术创造和辛勤劳动。然后依次退出，不要前挤后拥。

五、观看球赛礼仪

观看球赛虽不像到剧场那样刻意修饰仪表，但也应当服装整洁。穿背心、拖鞋是不适宜的。入场应先排队购票，有秩序地进场，如果迟到，应当尽量不影响其他观众。从别人身前经过要礼貌地请他"借光"。碰到他人，说声"对不起"。

入座后，要遵守赛场秩序，将手机关闭或调到静音状态，不抽烟，不吃带皮带核的食物，不乱扔纸屑杂物，观看比赛要对双方的精彩表演加油叫好。叫好加油声要适度，疯狂的叫喊使人感到刺耳，显得粗俗。运动员失手或裁判员误判，不要起哄、吹口哨，更不应该喊叫带侮辱性的语言。对领先一方的精彩表演，要以热烈的掌声给以激励，使他们发挥得更好。落后的一方，更需要观众给他们加油鼓励，热情洋溢的啦啦声，会使他们振奋精神，进入良好的竞技状态，赛出自己的水品。使比赛更激烈更精彩，观众获得更大的满足。

比赛结束，对双方的表演应报以热烈的掌声，表示谢意。自己一方胜了，不要得意忘形，手舞足蹈。自己一方败了，也不要埋怨球员、教练，不要冷嘲热讽，甚至出言不逊。

比赛结束离开座位时，不要争先恐后涌向出口，应随着人流缓缓而行。出场后不要围观运动员，运动员的车辆从身旁通过时，要让开通道，可以招手致意以示友好。

六、探望病人礼仪

探望病人是一种礼节行为，由于情况特殊，所以更需要注意方式方法，交谈得当会使病人心神快慰，消除忧虑，有利于早日恢复健康。稍有不当，哪怕一句话、一个眼神，也会给病人带来不良影响。

探视前要做充分准备，向其家属友人了解病人的病情和心情、饮食、休息以及家里的情况等，以便到病房后，有针对性地作些安慰。可以带些病人需要的东西，如书籍、食品、鲜花等，了解医院允许探视的时间，去医院应换上清洁的服装，不宜浓妆艳抹。

进医院要遵守医院规定，按时间要求入内和离开。进病房要先轻轻敲门，或轻轻开门进去，到病床前，先把礼物放下。见到病人，要同平常一样自然、平静、面带微笑主动上前握手，不宜握手时，可探身表示慰问。见到病人治疗用的皮管、纱布等要表现平静，切不可表现出惊讶的神态，不然会增加病人精神压力。然后坐在病人身旁或旁边椅子上。

坐下后，要亲切目视病人，先问一声"今天好些了吧？"或"今天精神好多了"，然后再关切地询问病人病情和治疗情况。交谈中，让病人介绍情况，自己不要滔滔不绝地唠叨。多讲些慰问、开导和鼓励的话，用乐观向上的语言给病人以精神上的鼓励，多讲些愉快的事，使病人得到宽慰和快乐。

探望病人的时间不宜过长，10分钟左右即可起身告辞，问一下病人有什么需要帮助的。离开前再嘱咐病人安心治疗，表示过两天再来看望。

如果是危重病人，不应作交谈，只是探视，简单而深情地安慰、鼓励，再向病人的亲属致意以后便可告辞。不宜当病人面交谈的，可与其亲属到门外再谈，以免引起病人疑虑。

七、图书馆学习礼仪

图书馆是公共学习场所,到图书馆的目的是要丰富充实自己的精神世界,提高自己的文化修养。这种场合尤其应当注意文明礼貌。要衣着干净整齐,大方得体。进入图书馆要注意维持公共卫生和公共秩序。人多时,要按次序进入。不高声说话,不吃零食,不吸烟,不随地吐痰,走路步履要轻盈。不多占座位。检索卡片,用力要轻缓,不要弄坏、弄丢。电脑检索,要注意触摸手指要轻,不可敲打屏幕。去书架上找书,要轻取轻放,看完后,要放回原处。入座时移动椅子要轻挪轻放,不要发出声音。

阅览时要轻轻地翻,尽量不发出声音,翻页时不要沾唾沫。要爱护图书,不折叠、不污损、不乱涂、不乱画,更不能撕书页、"开天窗"。

八、餐馆就餐礼仪

餐馆是公众场合,要特别注意自己的个人形象。到餐馆去,要衣着整齐,装束得体。不论何时都不能只穿背心、裤头、拖鞋或敞胸露怀进入餐馆。遇到熟人打招呼,不要大呼小叫,拍拍打打,应当走到他的身边,进行交谈。如果没有预订位置,要请服务人员帮助安排。暂时没有位置时,应耐心等待。确实不能久等的,可以和服务人员讲明情况,仍不可以时,宁可换个饭店,也不要发生口角。进入饭店,如有座位,应当尽快入坐,以免影响他人。不要哄抢、多占位置,小件物品可以随身携带或放在桌边。

尊重服务人员的人格和劳动。对服务人员要给以配合,不要颐指气使,呼来唤去,不提过分要求。如果出现问题,应平静地说明情况,讲清道理,不要激动、暴躁。

入座时要礼让,不要旁若无人,自己一屁股先坐下。要主动和人打招呼、问好,要尽快地选择与自己身份相当的位置坐下。

在就餐时,交谈的声音不要过高,更不可大声喧闹。如果有酒助兴,也需要顾及他人和注意个人形象。不要吆五喝六、动作张扬,更不要嘻笑打闹。骨头、鱼刺等吐到小盘里。不要乱扔餐巾纸,保持餐厅的卫生。

用餐结束后,要及时结账离开,给后来的人让出位置。离开时不要忘记给服务人员说声"谢谢"、"辛苦了"、"再见"。通过其他席位时,要轻捷、肃静,不要交头接耳、前呼后拥。始终保持一种稳重、平和、文雅、自信的风度。

九、外出拍照礼仪

外出旅行、出差、节假日游玩,拍几张照片可留作美好纪念。拍照时,要先注意有没有关于拍照的规定事项,是否允许拍照。一般在边境口岸、机场、博物馆等地,都会有关于拍摄的注意事项。这时要按照这里的规定,让拍则拍。不要偷拍、强拍,结果造成不愉快。为古文物、古字画拍照,不要使用闪光灯,避免造成损害。在公共场所拍照,不要破坏公物。如不要踏入草坪等。还要顾及其他游人,不要争抢,不要防碍别人,不要影响交通,注意安全,防止事故。带小孩的,不要让小孩随地大小便,到处乱跑。

‖ 职 场 篇 ‖

职场活动的内容是事务，但职场活动的对象却是人，努力创造和谐的人际关系，是医护人员在事业上有所成就的基本要求。

医护人员在日常活动中逐渐形成并得以公认和遵循的敬人和律己的准则，就是职场礼仪。它要求医护人员在职场活动中对事要实事求是，对人应真心实意、尊重礼让，对己要求正义、诚信、自律、节制。

第十二章　求职礼仪

　　每个求职者对于未来的工作,都有美好的愿望,心里都会有一幅色彩斑斓的图画。对于求职者来说,该如何寻找个人理想与社会现实的最佳契合点,不是一件容易的事情。求职者在寻找自己心仪工作之前,一定要对自己的优缺点进行认真的评估。一个人要看清自己的长处和短处,明白自己的才华所在,在选择职业的时候尤为重要。正确认识自己,既不要妄自菲薄,也不要夜郎自大。对于刚踏出校门的年轻人,有的高估自己的能力,大事不会做,小事不想做,牢骚满腹,怨天尤人,一副怀才不遇的架势,三天打鱼两天晒网,最终一事无成。有的缺乏主见,面对众多的择业机会,无所适从,犹如瓜地里挑瓜,越挑眼睛越花,好机会擦肩而过。正确的态度应该是认清自己的优势与兴趣所在之后,找一份与之相对应的工作,并且努力把它干好。因为优势可以使你在众多的竞争者中获得这个职位,兴趣可以使你把这份工作做好,并且日后有所发展。

第一节　求职信(电子邮件)、电话求职礼仪

一、求职信(电子邮件)礼仪

　　随着通信手段的发展和人们观念的改变,使用电子邮件代替书信的方式,已被人们广泛接受,电子邮件与书信相比虽然投

递方式不同,但书写的内容、格式与书信要求基本相同。

书信和电子邮件求职是目前求职最常见的形式。求职者可用书信或电子邮件向用人单位递送或发送"求职信",得到用人单位约请,再递交一份完整、系统反映个人面貌的"个人履历"、"附参考资料"等。

(一)求职信的写作方法

求职信是个人意愿的反映,虽然没有十分严格的模式,但典型的求职信一般分为三个部分:开头部分,说明写信的目的;主体部分,阐述谋职资格和工作能力;结尾部分,请求对方给予面谈机会。例如:

求职信

××医院护理部主任:

您好!我写此信应聘贵医院招聘的内科护士职位。有幸在招聘网站得知贵医院的招聘信息,并一直期望能有机会去贵医院工作。

我即将毕业于××××学院护理专业,在校期间学到了许多专业知识,如基础护理、内科护理、外科护理、儿科护理、老年护理等课程。实习期间,在××三甲医院内科、外科、儿科、妇科、眼科、急诊、门诊等科室从事护理工作,主要是承担基础护理和各科疾病护理工作。本人已取得护士执业资格证书,具备内科护理工作需要的基本理论、基本知识、基本技能,熟悉基础护理操作。我深信可以胜任贵医院内科护士一职。个人简历及相关材料一并附上,希望您能认识到我是该职位的有力竞争者,并希望能尽快收到面试通知,我的联系电话:13900111111。

感谢您阅读此信并考虑我的应聘要求!

此致

　　敬礼

您未来的职工:×××

××××年×月×月

1.开头部分　求职信的开头由称呼、问候语、缘由和意愿等组成。

称呼即用人单位的全称,也可是招聘单位主管人员的姓名、职位。问候语一般写"你好"或"您好",缘由和意愿要根据具体情况来写。

1)应征性求职:如果是看到用人单位的招聘信息而求职的,可称之为"应征性求职"。应征性求职是针对用人单位的招聘广告而写的。首先说明是在什么地方看到了目标单位的招聘广告,然后说出你对该工作的兴趣,并肯定你能满足招聘广告中提出的各项要求。如"贵公司在 5 月 9 日《××晚报》上刊登的招聘广告,本人已看到,并对法语翻译一职甚感兴趣。我曾赴法留学 3 年,有较强的听、说、读、写能力,并能熟练运用中、法文电脑工作,相信自己能够做好这项工作。"

2)申请性求职:如果直接向用人单位申请,可称之为"申请性求职"。申请性求职信,开头可直接写这封求职信的具体目的,表明你想寻找什么类型的工作和自己所具备的从事这项工作的知识和能力。撰写时要注意技巧,必须一开始就抓住目标单位的注意力。

(1)赞扬目标单位近期取得的成就或发生的重大变化,表明自己渴望加盟的愿望。如"据昨天中央台《经济半小时》报道,贵药品有限公司将在我国西部地区投资开发新项目,因此可能需要增加市场营销人员。"如能提及一两位能使目标单位敬仰的人,便会引起对方的注意。如"贵药品有限公司总经理××先生来我校做演讲报告时曾提到,希望我们药学专业的毕业生能到贵公司应聘工作。"

(2)表述自己的特长和能力。如"贵公司若需要一位有良好的素描和色彩调配能力,能熟练设计企业画册、网络广告,精通 Photoshop、3Dmax、AutoCAD 美工,请通知本人。"

(3)先说明目标单位要求有哪些技能,然后陈述自己的工作能力,表明你有足够的能力做好此项工作。如"经了解,得知贵公司因拓展市场需要一名客户服务部助理,要求有相关部门外企工作经验,熟悉电脑操作,沟通能力较强,英语六级水平。请看本人随寄的个人简历,本人所受的良好教育及丰富的工作经验,将会满足这项工作的需要。"

2.主体部分 求职信的主体部分,要概述自身所具有的对目标工作有用的知识和技能。主要包括求职资格、工作经验、相关社会活动经历和个人素质等。有关内容如在个人简历中已经说过,就不必再重复,但可以对其稍做解释。如"我在大学学习的是护理专业,现已有两年私立医院工作的实践经验。我相信自己有足够的能力为贵医院病人做好护理工作,提供一流的护理服务,与病人建立良好关系,及时解决工作中的各种问题以及为医院树立良好的社会形象等。"

此外,如果目标单位在招聘中写明薪金待遇,在这部分可提出你对薪水的要求,这一问题应做到心中有数。过高,会吓退招聘单位。过低,又有"微不足道"之嫌。数目应根据自身能力和市场行情控制在合理的范围内。如"一年来,本人在与贵医院规模相似的医院担任外科护士一职,到贵医院本人愿意接受与原工作相似的工资标准,即每月3000元左右。"最后,应该提及个人简历,提示对方查阅附加资料,以便进一步对你做以了解。

3.结尾部分 结尾部分主要是请求目标单位做出进一步的回应,给予面谈的机会。写作口气要自然,不可强人所难。你可以建议如何进一步联络,留下可以随时联系到你的电话或地址。当然如果能对阅读者表示感谢,效果会更好,现在许多公司招聘任务十分繁重,招聘人员每天要阅读大量的简历,一句关切的问候会给人留下很深的印象。

(二)写求职信的注意事项

1.言简意赅 招聘人员工作量很大,时间宝贵,求职信过长会使其效度大大降低。

求职信要短,但一定要引人入胜,你只有几秒钟吸引你的读者继续看下去。在求职信中要重点突出你的背景材料中最吸引雇主的内容。通常,招聘人员对与其单位有关的信息是最敏感的,所以要把自己与单位和职位之间最重要的信息表达清楚。

2.不宜有文字上的错误 一份好的求职信不仅能体现求职者清晰的思路和良好的表达能力,还能考察求职者的性格特征和职业化程度。所以一定要注意措辞和语言,写完之后要通读几遍,精雕细琢,

1992 年哈佛人力资源研究所的一份测试报告的数据证明,一封求职信如果内容超过 400 个单词,则其效度只有 25%,即阅读者只会对 1/4 的内容留下印象。

知识链接

切忌有错字、别字、病句及文理欠通顺的现象发生。否则,就可能使求职信"黯然无光"或是带来更为负面的影响。

3.切忌过分吹嘘 从求职信中看到的不只是一个人的经历,还有品格。

在求职信正式发送之前,给身边的人看一下。这也是求职信撰写中的一个重要技巧,目的是避免产生歧义,让求职信更好地传达出你所要传达的信息。

(三)个人简历的写法

个人简历是自己学习、生活的简短集锦,也是求职者自我评价和认定的主要材料。它既能使用人单位了解求职者的部分情况,也能激起用人单位与求职者进一步接触的浓厚兴趣。

写个人简历要尽量格式化,因为简历不只是一份资料,也是向用人单位进行自我推销的商业文件,格式化有助于强调重点和避免遗漏,同时使材料清晰明了、说服力强。

个人简历一般分三个部分:介绍个人概况;说明本人求职目标、陈述求职资格和工作能力;附参考性资料。可供参考选用的简历模版:

个人简历

个人概况:＿＿＿＿＿＿＿

求职意向:＿＿＿＿＿＿＿

姓名:＿＿＿＿＿＿　　　　性别:＿＿＿＿＿＿

出生日期:＿＿＿＿年＿＿＿＿月＿＿＿＿日

健康状况:＿＿＿＿＿＿＿

毕业院校:＿＿＿＿＿＿＿　　专业:＿＿＿＿＿＿

电子邮箱:＿＿＿＿＿＿＿

联系电话:＿＿＿＿＿＿＿

通信地址:＿＿＿＿＿＿＿　　邮编:＿＿＿＿＿＿

教育背景:＿＿＿＿＿＿＿

主修课程:＿＿＿＿＿＿＿＿＿＿＿(注:如需要详细成绩单,请联系我)

论文情况:＿＿＿＿＿＿(注:请注明是否已发表)

英语水平:＿＿＿＿＿＿＿(基本技能:听、说、读、写能力;标准测试:国家四、六级;TOEFL;GRE……)

计算机水平:＿＿＿＿＿＿＿(编程、操作应用系统、网络、数据库……)

获奖情况:＿＿＿＿＿＿＿＿

实践与实习:＿＿＿＿＿＿＿

工作经历:＿＿＿＿＿＿＿

个性特点:＿＿＿＿＿＿＿＿(请描述出自己的个性、工作态度、自我评价等)

另:＿＿＿＿＿＿＿(如果你还有其他重要信息,请填写在这里。)

附言:(请写出你的希望或总结此简历的一句精炼的话。)如:相信您的信任与我的实力将为我们带来共同的成功! 或希望我能为贵公司贡献自己的力量!

1.介绍个人概况　此部分要求把自己的基本情况作概括性

的介绍。用明了的格式、简洁的语言说明个人的情况,内容包括姓名、性别、民族、政治面貌、籍贯、学历、通讯地址、联系方式及求学和工作经历等。撰写时要注意以下几项:

(1)姓名:必须跟其他相关资料,如身份证、毕业证上的姓名保持一致,以免引起招聘单位的误解和不必要的麻烦。

(2)性别:不要忘记注明。

(3)年龄:注意应与身份证的年龄相符。

(4)通讯方式:现在一般是填写电话号码。注意不要填写招聘者在办公时间很难找到你的电话号码,最好填写自己常用的手机号码。

(5)照片:以端庄大方的证件照为最佳选择,切不可随手贴上一张学生照或生活照,以免给人漫不经心、办事马虎的印象。如果招聘单位有特殊要求,要生活照,则应选择一张全身照片为宜。

2.说明本人求职目标、陈述求职资格和工作能力

1)求职目标:即求职者所希望谋求的工作岗位,此项可用一句简短、清晰的话来说明。谋职目标要尽量充分地表明你在该项目方面的优势和专长,尽可能把选择放到一个具体的部门,以免降低录用的机会。如"本人性格外向,具有良好的人际交往与沟通能力,能胜任药品的市场开拓工作",较比较含混地说"本人有较强的综合能力,可以胜任多方面工作",更能打动招聘者。如果工作近期目标与远期目标不一致,可以把两个目标连在一起说,如"本人申请到贵公司做速记员工作,并希望将来能担任经理秘书一职"。

2)谋职资格和工作能力:是个人简历中的重要部分,它具有相当的说服力。因此陈述的语气要积极、坚定、有力,列举的事例要有一定的说服力,不要让人产生疑问。这部分包括学历、工作经历及相关的资料信息。

(1)如果是应届毕业生,受教育的经历就是主要优势,应详细陈述。首先,按顺序列出初中至最后学历每一阶段的起止日期、学校名称、所学专业、各阶段证明人。某阶段如担任学生干部职务,可一并列出。其次,列明所参加的与求职目标相关的各种教育和培训及取得的成绩。最后,要写明在上学期间所取得的各项奖励和荣誉。除此之外,上学期间的实习和兼职打工的经历也要一一写明。在校期间,参加组织的各项社会活动,对于一个学生来讲,无疑是一笔相当丰厚的财产。它可以表明你的组织能力、交际能力、创造能力等综合素质。写好这项内容,充分得体地表现自己,会为求职成功助一臂之力。

(2)如果是再就业,工作经历则是谋职的主要优势,对工作经历的陈述要作为重点。陈述经历一定要真实全面,按时间顺序把每一阶段的工作情况一一列出。包括工作单位、工作起止时间、工作部门、具体的工作岗位、取得的工作成绩等内容。填写时要注意以下事项:①工作单位:一般情况下应详实填写,如果不方便透露,可标明"个人资料敬请保密",仅说明目前工作单位性质,如"省级中学"、"广告公司"等。②工作部门:要说明具体的工作性质、职责和职务,不要过于笼统,如"市场营销部"就不如"推销员"给人的印象清晰明了。不要过分把你的工作说得比实际更重要,以免有浮夸之嫌。③工作成绩:在工作中取得的任何成就都很重要,因为它是展示个人能力的重要砝码,用人单位看得最多的也是这一部分。表述时在修辞方面要多用职业化的动词开头,如"节省了开支"、"增加了收益"、"设计了新产品"、"扩展了市场"、"培训了新职工"等。④如果有其他专长,就应当说明一下这个专长,以及它与目标工作的关系和作用,也能增加获取工作的机会。如英语水平,可以填了过四级还是六级,实际运用能力如何;计算机操作技能,可以填写掌握了何种软件和操作系统,取得了哪个等级。其他还有如写作能力、书画特长、公关社交等专长均可简略说明。

3.附参考性资料　为增加简历的真实性,可在结尾附上相关的证件和资料。如：

（1）毕业证：它是谋职者十几年寒窗辛苦耕耘的最好证明，也是本人文化水平的最有力的物质载体。

（2）有关证件：包括各种奖励证书、外语水平证书、各种技能水平证书、资格证、培训证等。这些均是谋职者综合素质的体现，对谋职成功有很大帮助。

（3）学术成就：包括与目标工作有关的代表性材料，如科研成果证明、专利证书、设计作品、发表的文章等。

（4）主要社会活动的兼职聘任书。

（5）专家、教授、权威人士、原单位领导的推荐信等。

（四）写个人简历的注意事项

（1）个人简历一定要写得充实、有内容、有个性。要在一定程度上反映出你的真实情况。

（2）个人简历，不可太长。通常为一到两页纸为宜，简历的格式应便于阅读，有吸引力，并使他人对自己和自己的目标有良好的印象。简历中要充分展示你的专业特长和一般特长，强调过去所取得的成绩，最好能写出三种以上的成绩和优点，并且要讲究材料的排列顺序。

（3）一般而言，白纸黑字是个人简历的最佳载体。打印排版时，注意间隔及字体的常规性，同时注意语法、标点及措辞，避免出现错别字。

（4）不要写那些对你的择业不利的情况，如对薪水的要求和工作地点的要求。另外，功课成绩也不必全写上，主要写专业课的成绩就可以，尤其要注意避免补考的学科。

（5）个人简历填写，若前面有求职信，个人简历中个人概况和求职意向可以省略。

二、电话求职礼仪

目前，很多时候求职前需要进行电话联系，电话在一定意义上起着敲门砖的作用。能不能在求职电话中树立一个良好形象，将影响到后面的笔试、面试。因而，打求职电话一定要注意礼仪和技巧。要想在电话中给招聘单位留下良好的第一印象，应做到彬彬有礼、思维敏捷、谈吐清楚、表达准确。具体而言，打求职电话要注意以下几点：

1.选择恰当的通话时间 求职者应根据受话人的工作时间、生活习惯选好打电话的时间。比如，白天宜在早晨8点以后，晚间则应在22点以前，中午12点到下午2点之间不要打电话，以免打扰受话人的休息。给单位打电话时，应避开刚上班或快下班两个时间。如果在上班后半小时内打求职电话，效果最为理想，这有利于强化记忆和印象。

2.提前准备通话要点 在电话中应该说些什么，一次电话该打多久，打电话前应有"腹稿"，如果担心遗漏，可以事先拟出通话要点，理顺说话思路，备齐与通话内容有关的资料。电话拨通后，应先向对方问一声"您好"，接着问"您是某某单位吗"，得到明确答复后，再说明自己的身份和意图。接着要用简短的话语描述自己的特长和擅长的技能，扼要地介绍自己的经验，并询问对方是否需要"我这样的职工"。打电话的时间宜短不宜长，每次通话最好在3~5分钟。

3.讲究通话的方式 通话中，不仅要用"您好"、"请"、"谢谢"等礼貌用语，而且还要控制语气语调。因为电话是声音的传递，你的声音往往代表着自己的形象，所以，在通话时要态度谦虚、声调温和且富有表现力，语言简洁、口齿清晰。要尽量用普通话，使对方听得清、记得准，谈话要保持中速，不急不缓，因为说话从容往往给人以稳重、可靠的印象。嘴要对着话筒，说话音量不要太大，也不要太小，咬字要清楚，语速比平时略慢一些，语气要自然，当对方不热情时，打电话时更要注意语气和声调。

4.注意倾听电话的方式 打电话时要认真倾听对方讲话，重要内容要边听边记。同时，还要礼貌地呼应对方，适度附和、重复对方话中的要点，不能只是说"是"或"好"，要让对方感到你在认真听他讲话，但也不要轻易打断对方的讲话。通话完毕要礼貌地说"再见"，切不可突然挂断电话。

第二节　面试准备

一、心理准备

应聘犹如赛马走进赛场，再久经沙场，再满腹经纶也难免紧张、怯场。应聘者必须做好充分的心理准备，只有心理准备充分了，才能发挥自己的长处，从众多的竞争者中获胜。心理准备是对自己成熟与否的实地检验，一个成熟的人应该有足够的耐受力，足够的勇气迎接挑战。有了这些，当你走到主考官面前的时候就会临阵不乱，应对如流。这种"不乱"和"如流"是以人格的自尊为前提，而不是盲目自信或者刻意逢迎，应该有主见、有原则，不以别人的好恶为行事的标准，即使是自己向往已久的理想工作，面对主考官时也不可丢失自我。"人必自爱而后人爱之，人必自助而后人助之"。在人生艰苦的磨砺中，锤炼出一个堂堂正正的自我，理直气壮地赢得你应该得到的职位。

有了人格的自尊还远远不够。不要拿自己跟别人滥加比较，因为在应聘过程中完全可能被一个条件并不如你的人排挤下去。这里面有很复杂的原因，有主考人员的好恶、偏见，也有其他因素等。倘若因为一次失利而气恼、懊丧，甚至就此打退堂鼓，便是没有做好充分心理准备的表现。一个面对纷繁复杂的社会、五光十色的人生做好充分心理准备的人就会百折不挠、锲而不舍。心理准备实质上也是对人生艰辛的准备，年轻人要从步入社会的第一天起就认识到，等待你的并不全是美丽的玫瑰花。心理准备还包括应聘者要很快地适应新集体、新环境，迅速适应同你的习惯格格不入的全新的工作规律、工作作风，这一切对应聘者都是严峻的考验。

应聘者还应该认识到人与人之间的沟通是世界上最困难、最有意义的事情。试图在一次面试中就与对方沟通顺畅显然是幼稚的幻想，但你应该在与对方最初的接触中就为这种沟通创造条件。你如果能在初次见面时给招聘人员留下良好的"第一印象"，便为成功开了个好头。

有些公司在招聘工作人员时，花样翻新，手段迭出，以考察应聘者的聪明才智、应变能力、管理水平、领导艺术等。这些办法虽然缺乏科学依据，但也并非全无道理，应聘者要有所准备。如一公司刊出一则招聘职员的启事。启事特别强调应聘者需穿外套参加面试。应聘者身着外套如约前往，却不知外套与应聘有何关系。担任面试的主考官见众多身着外套的应聘者鱼贯而入，故作忙碌，头也没抬，只懒懒地说了一句："把外套挂在衣帽架上，请坐。"说完继续办他的事。

第一位应聘者见状规规矩矩站在一旁，一直等主考官办完事。

第二位应聘者很有礼貌地对主考官说："对不起，先生。这儿既没有衣帽架，也没有椅子。"

第三位应聘者手足无措，连连称是，然后木呆呆地站在一旁。

第四位应聘者是个莽撞的小伙子，他不假思索地说："没有衣帽架怎么挂衣服？没有凳子怎么个坐法？"

第五位应聘者却悄没声地走出办公室，搬来一把椅子。

这时，一直暗中观察的主考官才抬起头，面对五位应聘者说出自己的判断。

第一位和第三位应聘者有适应性，但无惊人之举，有苦干精神，但无领导能力，适合做会计、计算、管理等机械性的工作。

第二位应聘者是一位有开拓精神的人才。他既有原则性又有灵活性，既能指出对方要求的不合理处，又能考虑到对方招聘者的身份,委婉地提出自己的看法,从而达到目的。

第四位应聘者适合做业务员和推销员。因为他敢于向目标挑战,性格坚强,较少顾忌,有积极的推销才能。

第五位应聘者颇有点不同凡响,猜测力很强,但也可能招惹是非。

这位主考官的看法是否正确不得而知,但他设计的这个测试方法却耐人寻味。

二、资料准备

应聘者做好充分的心理准备之后,就应当着手准备求职所需要的种种材料。

1.自荐信 应聘者自荐信是必不可少的,多数用人单位在招聘的时候,是根据自荐信来确定是否给你面试的机会,自荐信实际上就是你给招聘人的"第一印象"。自荐信要注意书写格式,特别是到外企应聘,应按外国人的格式书写。自荐信的内容要针对应聘工作的需要,对号入座才能获得用人单位和招聘人的青睐。

2.简历 须简明、扼要、准确,没有自我评价、自吹自擂的形容词和副词,文笔流畅,前后连贯,无错别字。过短的、无关紧要的经历不要罗列。关于个人的婚姻、家庭等个人隐私,可根据需要决定是否在简历上反映出来。简历是否贴照片可视自身情况而定,不附照片也是允许的。

能力描述。按照编年史的方式描述自己,一定要把自己的能力表述出来。多说主要事实,避免琐碎语句,可结合大的经历给自己以适当的评价。

愿望表述。千万不可用抒情的方式来表达自己的愿望,更不要把自己的愿望表述得模糊不清,愿望必须表达得坦荡、清晰,直截了当说明自己希望做什么工作。

三、形象准备

应聘的过程是展示自己优点的过程,将一个美好的形象呈现于招聘者面前是十分重要的。一个人的衣着打扮往往是其内在气质的表现。虽然人们对美的理解不同,但对于相同的文化环境与社会背景,特别是在中国,对医护人员的装扮,理解基本相近。求职者应以一个比较大众化的形象出现在面试的考场,不要标新立异、哗众取宠。

当然由于各人的好恶不同,或者你所寻求的职业不同,要求也就各不相同。要求整齐划一是行不通的。但不管怎样,都要努力把你内心的美和修养的美展示出来。

应聘者在求职时认真地打扮自己,使自己显得更有魅力,更具备所求职业素质。不同职业,对本职业从业者的气质、装束有特定的要求。按照对应聘职业从业者装束、生活习惯等的要求打扮自己,使招聘人更容易接受,这就为求职成功打下了良好的基础。应聘者应聘时要考虑求职单位人员的生活习惯和生活水平,过度打扮和不修边幅都是不可取的。

四、提问准备

提问准备,就是"考前预演"。如果你花上一定的时间,认真地研究面谈中招聘者将要提出的种种问题,那么取得应聘成功的机会就会大大增加,正所谓"凡事预则立"。

(一)材料收集

材料收集包括招聘单位所有能搜集到的资料、招聘单位所在行业的相关资料、招聘单位所在地的相关资料以及自己的相关资料等。

材料收集过程中应该学会"换位思考"——"假如我是招聘者,我该怎样提出问题?"假设你就是招聘者,你可以问自己"这个应聘人(是你自己)值得考虑吗?"如果你回答:"是的!"显然,你有一定的自信心,这很不错。你再问自己:"这个人(你自己)在哪方面强于我所面试过的其他人呢?"或"为什么要录取他(指自己)?"很难回答,但是你必须要回答。回答的重点应当是,应聘者基本符合招聘条件、对这份工作感兴趣、有足够的信心。如"我符合贵医院的招聘条件,凭我目前掌握的知识、技能、高度的责任感、良好的适应能力及学习能力,完全能胜任这份工作。我十分希望能为病人服务,如果贵医院给我这个机会,我一定能成为贵医院的栋梁!"

要恰到好处地回答类似这些难题,以及面谈中将出现的其他问题,必须花足够多时间和精力去做好充分准备。

面试就是推销自己。必须要思考招聘者可能会提出的关于你的任何问题,必须花费时间和精力成为自我问题专家。要成为自我问题的专家,必须认真思考面试中常见的重要问题,对自己了解得越全面、越彻底,就越能及时、有效并充满信心地回答招聘者提出的任何问题。

(二)学校经历

面谈中,招聘者常常会让你说明你在个人简历或申请表中所提到的有关情况。除此之外,他们还会对你的学校经历很感兴趣,尤其是:

1.你最喜欢(或最不喜欢)哪门功课?为什么? 招聘者提出这一问题是想了解你的文化与学科兴趣范围——你是否目标明确、重点突出,并且想弄清你的学识取向——你是否有自己独特的"智能结构"。

2.当初你为什么选择这一专业? 招聘者以这一问题来了解你的思想和行动上的独立性——看你是否善于自己做出决定,弄清你学习的动机所在,以及想知道你的家庭背景对你学习及未来工作的影响。

3.你各门功课的平均成绩如何? 通过这个问题,招聘者能大概了解你的智力与勤奋程度。

4.作为一个学生,你所曾经面对的最大的挑战是什么？你是怎样迎接这一挑战的？ 这是一个极具挑战性的问题,招聘者是想了解你的创新意识与进取精神,能否使自己不断地提高。

(三)工作经历

如果你是个有过求职经历的人,那么请你认真地考虑下面的问题:

1.你对你的工作最喜欢的是什么？最不喜欢的是什么？招聘者以此来了解你的工作习惯与态度。

2.你对你的老师最喜欢的是什么？最不喜欢的是什么？这类"最喜欢"与"最不喜欢"的问题,除了能使招聘者对你的某一方面有更进一步的了解外,还会使他(他们)明察你的洞察力及逻辑思维能力。而这个关于你老师方面的问题又为招聘者提供了一个了解你的个性与协调团队效果的好机会。这既是一个陷阱,又是一次机会。应聘者最好应该回避对老师的具体希望,多谈对自己的要求。作为刚步入社会的新人,应该多要求自己尽快熟悉、适应环境,而不应该对环境提出什么要求,只要能发挥自己的专长就可以了。

3.你为什么要离开你原先的工作单位？ 招聘者想弄清你离职的原因,被迫离职？被炒了鱿鱼？还是因为你想使专业对口或谋求更大的发展……进而了解你的人生观、工作态度及为人处事。

目的是了解应聘者是有感恩的心态,还是有仇恨的心态。应聘者应该做到避免把"离职原因"说得太详细、太具体。不能掺杂主观的负面感受,如"太辛苦"、"人际关系复杂"、"管理太混乱"、"医院不重视人才"等。但也不能躲闪、回避,如"想换换环境"、"个人原因"等。不能涉及自己负面的人格特征,如不诚实、懒惰、缺乏责任感、不随和等。尽量使解释的理由为应聘者个人形象添彩,如"我离职是因为这家医院离家远。我在医院工作了三年多,有较深的感情。到眼下这一步我觉得很遗憾,但还是要面对的。所以,我想重新寻找能发挥我能力的舞台。"

4.你的主要业绩是什么?或者说你最引以为自豪的成绩是什么? 招聘者由此而了解你的工作成绩——你最擅长什么?你是否有发展的潜力?你是否可以担任更为重要的工作?在所做过的工作中,你最喜欢哪一件(或最不喜欢哪一件)?为什么?

5.举一个人生中最失败的经历 目的是了解应聘者的胆量和勇气,是否陷入了选择性知觉的陷阱,是否进行了深刻的反省,是否接受了深刻的教训。应聘者应该做到不宜说自己没有失败的经历,宜说明失败之前自己曾信心百倍、尽心尽力,明确说明失败主要是由主观原因导致的,以及失败后自己曾做了深刻的反省,很快振作起来,以更加饱满的热情面对以后的学习或工作。

(四)自我评价

个人的学习与工作经历固然很重要,但这不足以使招聘者充分全面地了解你。他们还想知道有关你的个人素质:你是怎样看待自己的,你都有哪些雄心壮志,你的工作习惯,个人兴趣及价值如何,你的分析与推理能力到底怎样等。可能会提出:

1.请你自我介绍一下 目的是了解应聘者的心理承受能力、逻辑思维能力、演讲能力,而他的生平介绍却是其次的,因为,我们在他的简历中已经对其有所了解。应聘者应该做到介绍内容要与个人简历相一致,表述方式上尽量口语化,要切中要害,不谈无关、无用的内容,条理要清晰,层次要分明,要有训练有素的演讲语气和肢体语言,这是最重要的。

2.你有什么业余爱好? 目的是了解应聘者的性格、观念、心态、思维的深度等。为了深入了解应聘者的爱好程度,往往会提出更加深刻的问题,如应聘者喜欢读书,相关问题有:"您最喜欢哪一位作家?您最喜欢这个作家的哪一本书?这本书的中心思想是什么?您阅读了这本书后有什么感悟?对人生的启示又是什么?"等。应聘者应该做到事先做好这方面的准备,最好不要说自己没有业余爱好,不要说自己有那些庸俗的、令人感觉不好的爱好。

3.在你所做过的事情中,你认为最大的成就是什么? 为什么? 根据这一问题,招聘者想了解你到底哪方面更强,如发明创造、科学研究、组织管理、公关社交、文字水平、口才等。

4.你认为你的主要优势(长处)是什么? 你认为你的主要劣势(短处、缺点)是什么? 上述两个问题有助于招聘者了解你的思想品德、气质类型及性格特征。在回答缺点时应聘者不应该说自己没有缺点,因为人一定是有缺点的。同时,不宜说出严重影响所应聘工作的缺点。对于自己真正的缺点,要认真对其进行剖析,并用积极的心态去面对、去修炼。

5.什么样的人你觉得最难以相处(或与其共事)? 假设你必须和这样的人在一起工作,你该怎么办? 这是招聘者为了更进一步了解你的成熟程度而出的一道难题,了解你驾驭人际关系的能力如何,或你是否有足够的忍耐性与合作性,或你是否个性很强并好感情用事。

6.你近期的目标是什么——比如两年内? 长远的目标又是什么? 这个问题着重了解你是否是一个时间观念与效率观念极强的人,你是否是一个能科学地制订计划并有条不紊地实现既定目标的人,你是否是一个既有战略眼光又有理性,既着眼于现实又放眼于未来的思想家。

五、注意事项

1.面试当天 不要结伴前往,适当提前或准时到现场,不要迟到。

2.面试现场 关闭通讯工具,面带微笑,保持自信。不要主动要求与考官握手。

3.进入考场 不能随意就坐,考官让你坐时才可以在指定位置坐下,并表示谢意。

4.面试的时候 应试者的目光,应平稳地看着考官,并保持经常的眼神交流。

5.注意听考官讲话 表现出对考官讲话的兴趣,适当做出反应,避免完全被动、长久沉默。

6.回答前 在回答考官问题之前最好思考一下,不要打断考官说话或抢着回答,更不要对没有听明白的问题凭胡猜乱想回答。

7.回答考官的提问 要充满自信,尽量详尽,但不要展开发挥。同时回答避免过分简单或直接回答"是"或"不是"。

8.回答问题 言辞要简明清晰,不要滔滔不绝和拖泥带水,尤其要防止担心别人听不懂而做过多的解释。

9.当遇到考官提出批评意见时 要冷静分析,把握主次,可做适当反应,表述自己的观点看上去比较客观,比较平衡,具有自信心。

10.个人自述 要开门见山,先谈最重要的事情,少谈或不谈无关紧要的事情。别抬高自己,也不要故作幽默开玩笑。

11.若考官要应试者提问时 应试者只需问一两个重要问题即可,如询问有关将来工作的环境、培训、福利、升职等。

12.及时告辞 当考官起身,或说"感谢你来面试"等辞令时,表示面试结束,应及时起身告辞。

第三节　面试语言技巧

现代应聘早已不是传统意义上的"面试"了,而是应聘者智慧与实力的较量。在这个较量过程中,灵活地运用"谋略",无疑会为你的谋职成功添上有力的砝码。另外,还应该具有真才实学,还需要有较强的工作与社交能力,还要学会包装自己。

面试更多的是语言沟通,合理运用语言是门艺术,而掌握这门艺术离不开策略与技巧。不同的策略与技巧,相互衬托,相互作用。应聘者在实际面试过程中要根据不同的客观情况,灵活运用。

古人云:为人,第一要有志;第二要有识;第三要有恒。有志则不甘为下流,有识则知学问无尽,不敢以一得自足,有恒则断无不成之事,三者缺一不可。求职亦应如此,人生不可能一帆风顺、心想事成,成功充满着艰辛与挫折。所以说,一个求职者不仅要有志有识,而且更应该有"恒"——有不怕失败、挫折的勇气和坚忍不拔、勇往直前的决心。

一、具体实例法

语言作为主观意识和客观外界的产物,具有较强的时效性与灵活性。在日常生活中,你也许习惯于抽象概述,但是,如果在面试对答时你依然不假思索地运用这种"说法",只能事与愿违。这是因为,抽象概述及过多地使用空洞的形容词,只会使招聘者感到单调、乏味,难以相信你就是他所需要的人。

向招聘者描述一个"与众不同"的你,进而获得应聘成功,必须记住,不要概述,要展示——用事实来说明你所具有的能力、素质、技能,你的信仰,你的优、缺点,以及如何处理人际关系,如何解决问题,如何胜任新工作等。你可以通过"事实"、"相关的细节"、"举例"、"轶事"、"具体做法陈述"等,让对方了解你。这样,你才可能使自己变成一个"个性突出"、"富有情趣"、"充满活力"的活生生的人,这样招聘者很容易从众多的毫无特色的候选人中记住你。"概述"与"展示"两种不同方式的回答,产生的效果也截然不同。

如回答这样一个典型的问题:你认为应该如何对待工作?

甲回答(采用简单的"概述"手段):"认真负责。"

乙回答(则运用"展示"手段):"认真并具有责任感。首先,我以认真为荣。当我接受任务,或做一项工作时,我总是竭尽全力去做好。事实上,在我很小的时候,父母就经常向我灌输认真为本的生活态度。他们常常对我说:'只要值得做的事,就应该全力以赴、认真地做好。'记得在我见习初期,护士长曾让我负责分发化验单,那是一项极为简单的工作,但我却做得一丝不苟。每天我早早来到办公室,把当天的化验单整理归类,并且按顺序井然有序地分放在病历中。有时碰到"急查"项目,我会附上相关的、有参考价值的材料,以便对其他人有所帮助。大家对此赞不绝口。我的第二个长处是具有责任感,凡是答应的事,不管有多难,我一定会做到。事实上,朋友们都说,我是他们最信得过的朋友。"

不管你是否喜欢"乙"的回答,你不得不承认"乙"的回答比"甲"更有趣、更真实、更富有魅力。这其中的奥妙如同商品推销术一样,光说商品好还不行,还要具体地说出商品的优越性及特性等。否则,再好的商品也难以打动顾客。

"具体实例法"也容易使人步入误区,似乎具体、生动就是"与众不同"。于是所有的回答都被打上了"具体实例"的外包装,其结果是过分地强调了应聘者回答的技巧,从而忽略了个人真实而独特的思想内涵。走出误区的最好的办法就是灵活地运用"具体实例法"。要做到灵活运用,首先,就要具体问题具体对待。如在回答时,可采用抽象概述——"我不喜欢那些只谈论自己的人,那些不能控制自己的人"。这样的回答提纲挈领、简洁有力。这时你若不合时宜地套用"例子"来说明,则未免画蛇添足。其次,即使采用"具体实例法",也不能一味地偏重"实例"而忽略其他。上述事例中,"乙"在回答个人第一长处时,可用"实例"来充分描述以加强感染力,而谈到第二优点时,则可借用"朋友们"的评价来"画龙点睛"。尽管前后"说法"迥异,却相得益彰。

二、突出个性法

有特色的东西,最具有吸引力。拿北京来说,从布满京城的胡同、四合院,到形态各异的窝窝头、糖耳朵、驴打滚,到京腔京韵的京剧……皆独具特点、蜚声海内外,这便是特色的魅力。在应聘时回答问题亦如此,个性鲜明的回答往往容易给人留下深刻的印象。那么怎样回答才会突出个性呢?

"噢,那应该是生物化学。我一向不喜欢它,枯燥乏味,总是一大堆化学公式与图解,再加上那填鸭式的讲述,有时真让人难以忍受。所以我这门课的成绩始终不佳。"这是一个具体实例式的回答,它形象地说明,要想突出个性,首先,应该用事实来说话。其次,还要实事求是,怎么想(做)就怎么说(当然,除一些敏感性问题需有适度的分寸外)。如当你被问到"你喜欢值夜班吗?"你可以直率地回答:"坦率地说,我不喜欢。因为值夜班并不是一件惬意的事。但我知道,值夜班是护理工作要面临的一个重要部分,也是护理人员的主要工作特点。所以说,我不会介意值夜班的艰辛,因为我非常喜欢护理工作,我想这一点更重要。"又如,招聘人问你"你会中途换工作吗",如果你这样回答——"没人愿意把一生中最为宝贵而有限的时光花在不停地寻找工作当中,也不会有人甘愿把他(她)所喜爱的东西轻易放弃。就拿这份工作来说,如果它能使我学以致用,更好地发挥我的潜力,而我也能从中获取到更多的新知识与技能,并且也能得到相应的回报,那么我没有理由不专心致志的对待我所热爱的工作。"那么你所表现出的机敏、坦诚与个性一定是招聘者最为欣赏的。所以说,真实的思想与坦率的语言就是"个性突出"的最佳体现。

三、审时度势法

面试中的审时度势法主要表现在两个方面。一是掌握好回答问题的时间,做到心中有数,有的放矢。在有限的面试时间里,要有效、得体地"展示"自己,不要漫无边际或反复陈述一件事,这只是浪费时间。二是读懂对方。一个无奈的眼神,一个会意的微笑,一个下意识的看表动作,演绎出的是招聘者不同的心态。所以在对答中要学会破译出对方的心理,从而迅速而准确地调整自己的对策。必要时,"投其所好"或"戛然而止",都不失为一种应急之策。如一位没有相关经验的女孩,在应聘一家贸易公司总经理秘书一职时,这样回答招聘者,"我是××学院外语系毕业的,有两年的英语教学经历,英语听、说、读、写、译都相当不错,尤其擅长口译。我曾做过半年的兼职翻译,其间受到外商的称赞。去年我参加了为期两个月的'秘书培训班',并获得了'速记'、'打字'、'电脑操作'等项的结业证书……"事后,这位女孩告诉朋友,"当时我还有很多话要说,但我看到对面墙上的挂钟已指向 11 时 30 分时,我立即意识到不能多说了。"女孩的机敏终于使她如愿以偿。

四、扬长避短法

某公司招聘部门经理的面试中有这样一段对话。

问:"你不认为自己做这项工作显得太年轻了吗?"

答:"我快 23 岁了。事实上,下个月我就 23 周岁了。尽管我没有相关的工作经历,但却有整整两年的校学生会主席的工作经验。××××年初,我被推选为该年度的校学生会主席,之后又连任一年。您可以想象,管理组织 3000 多名学生,并非易事,没有一定的管理才能和领导艺术,是无法胜任的。所以,我认为年龄固然说明一定的问题,但个人的素质和能力更为重要。因为这正是一个部门经理所不可缺少的。"

这是一种典型的扬长避短式的回答。回答者极力宣扬个人的长处,并把自己的长处同应聘的工作有机地结合起来,意在变不利为有利。也许你会问,如果真的遇到自己根本不懂的问题,或勉为其难的事情时,那该怎么办呢?这的确是一个值得认真考虑的问题。世人都有其"短处",应聘者当然也不例外。再成熟的应聘者,由于其学历、知识、见识与经历等方面的原因,总会有所不知或不能。这就要求面谈中的你勇敢地承认"我不会",同时做出必要而合理的解释。尽管你没有"扬长避短",但是你的诚实、坦率却能为你化"短"为"长"。

五、补白运用法

在应聘涉外护理用外语面试中,常常会出现这样的情况:招聘者提出了一个你意料之外的问题。由于问题来得突然,再加上你的外语并不十分出色,往往会使你措手不及。你会因此而变得词不达意、结结巴巴。原本"胜利在望"现在却面临着"功亏一篑"。

其实,在这种情况下,有一个办法能帮你缓解紧张与调整思路,那就是"补白法"。所谓"补白",就是用一个或一些没有实际意义,但又必不可少的词、短语或句子,来连接下文,继续你的回答。如用"噢"、"好"、"不错"、"我想"、"我认为"、"我相信"等,有时也可采用"这个问题很有趣"、"这个问题本身就极富挑战性"来应付、缓冲一下等。

六、虚实并用法

应聘有如用兵,一个重要策略便是"虚实并用"。尽管在面试中提问与回答并非敌我斗智,但有效而适度地运用"虚"与

"实"，常常会起到强化自身"资格"和取悦对方的作用。

当问到"你的工作动力是什么?"时，有这样一类以"虚"带"实"式的回答可以参考。如"我的动力主要来自于以下几个方面，首先是工作本身，即我是否在这个工作中对该工作感兴趣，是否能发挥自己的特长，是否能胜任，是否能学到新知识与技能以及是否能得到进一步的自我发展。其次是自我价值的承认问题，即我是否能得到别人的相信与尊重，是否有进一步晋升的机会。最后是结果，即我是否能得到较高的工资和待遇等。"

面试是求职应聘的一个重要环节。而在面试中招聘者最希望看到的是一个"真实"而"全面"的"你"。显然"诚实是最好的策略"。所以说，"虚"在现实中一定要运用得当，虚要虚得合理，而且虚中要有实。切不可乱用"虚"招，否则会弄巧成拙。

七、适度激将法

为了争取主动，应聘者在回答问题时有时还可以采取适度激将法，即先入为主，"刺激"对方，给对方造成一定的"压力"，从而达到个人预期的目的。如"请谈谈你想要的月薪好吗?"对这一类关键性的问题，你可以用"适度激将法"来回答，"我认为自己各方面的条件都符合所聘岗位的要求，而且据我了解，该岗位是贵医院的紧缺岗位之一，而作为该部门的工作人员无疑要承担大量工作。所以我想从5000元人民币起薪。"

运用激将法一定要适度，抓住"火候"——针对对方的特点及其客观条件，同时语言一定要委婉缓和，不能太露太直，只有这样才能达到妙用的理想效果。

八、以退为进法

有些招聘者在招聘时，以为别人有求于己，心理上会不自觉地产生一种优越感，有时会因为对应聘者某个地方不满意，对应聘者数落一番。当你认为自己可能会被人指责时，不妨先数落自己一番,当对方发觉你已承认错误或不足时,便不好意思再指责你了。

多数人在遇到这样的情况时,往往喜欢尽量表现出自己比别人强,或者努力地证明自己是有特殊才干的人,然而一个真正有能力的领袖是不会自吹自擂的。所谓"自谦则人必服,自夸则人必疑"就是这个道理。

谈论或提出工资(薪资)待遇的要求时要掌握好时机,不可过早地引入此类话题,以免给对方留下欠佳的印象。通常,当招聘者对你各方面的条件有了更进一步的了解之后,他们会主动向你询问有关你的工资要求,或者会让你提出标准——而这时对你来说,提出工资要求则是最自然不过的事情。

第十三章　办公室礼仪

工作岗位是一个人走向独立、走向成熟的重要阵地。医护人员一定要用"礼"作为有力的武器，并善于驾驭，做到"情""礼"交融。

融入岗位，首先要学会与工作团队中所有成员融为一体，与领导和谐相处，默契配合，与同事融洽相处，依礼而行，减少摩擦，这样便能得到领导与同事的信任、关心和支持。其次要学会尊重、协作、分享、体谅。善待他人，就是善待自己。再次要熟练掌握工作知识，提高工作能力和效率，是成功的基本条件。

第一节　上岗礼仪

一、报到的准备

面试被单位录取，要抓紧时间做好报到的准备。去单位报到不要错过了日期，一定要按时报到，最好是提前几天到达单位尽快熟悉陌生的工作环境。事实上，对任何一个新成员来说，熟悉新环境，了解新工作，是非常必要的。

二、了解你的新单位

对新单位的了解，包括对单位的历史、现状及有关的政策、制度等。了解新单位各项规章制度也是融入新单位的非常重要的一个步骤。了解新单位的各项规章制度，并严格遵守，将有利于今后的工作开展。

还要了解管理各项业务工作的负责人姓名及职责。尽快认清同事,有利于工作开展。在被介绍时一定要仔细听清并记住同事们的姓名,尽快区分认识。介绍时应起身握手,注意礼貌、礼节。

三、熟悉你的工作

掌握工作的基本技能,了解工作内容,然后尽快学习和掌握对你的工作最重要的技能。对于新人,工作中难免遇到这样或那样困难,有困难时不要不好意思求助他人,大家可以原谅无知,但不可以原谅错误。

第二节　形象礼仪

一、给同事留下好印象

第一印象是很重要,但是,对于在办公室中长期相处的同事来说,大家相互之间的了解会更透彻,因此,唯有"由内而外,表里如一"的表现,才会赢得别人的尊重。

良好的印象不仅来自于得体打扮,适度礼节,谈话技巧,更重要的是发自内心的自信、自重以及尊重他人的气度,这是其他因素无法替代,也是给别人留下良好印象的必要条件。

保持身心健康平衡以及良好的生活习惯,生活要尽量单纯,安分守节;自然流露信心与个性;多充实自己,了解自己,不盲从;态度从容诚恳,礼貌周到;神情优雅,不急不躁;穿着简单、大方、得体,打扮符合职业文化和场合,化妆淡雅、干净明朗;熟悉各种礼仪,进退有节;灵活运用谈话技巧、语调和表情,交谈应对得体。

二、办公室礼貌用语

(一)对他人用敬称

(1)对对方单位可以称"贵院"或"贵单位";对宾客可以称

"您"、"×先生"、"×小姐"。

（2）对对方家庭可以称"贵宅"、"府上"；对对方家人可以称"您夫人"、"您家公子"等。

（3）对老师、学者、专家可以一律尊称"老师"或"教授"。

（4）对大众肯定的学者专家，可称"先生"或"老师"，即使是女性也可以尊称为"先生"。

（5）对于老干部、老学者，我们可以用前面加姓氏的尊称，如"王老"。

（二）对自己用谦称

（1）对自己单位可以用"我院"、"本科室"、"本班组"或"我们"。

（2）对单位同仁可使用"×院长"、"×科长"、"×护士长"、"×主任"等尊称。因为无论是在正式场合还是非正式场合中，交际双方都热衷于职务的称谓。

平时要留意人事变动，头衔的更替，应立即改变称呼，并且告诉其他有关同事。

三、请同事帮忙的礼仪

请求别人帮忙，一定要先了解对方的心情和当时的状况，同时怀着不强求的心态，才不会给对方造成压力，引发不满情绪。

在请别人帮忙时，要充分了解自己请别人帮忙的内容和对象是否得当。如果只是一件简单的公事，可以直截了当请他帮忙。但如果是跨部门的合作，一定要请示自己的领导，由领导裁决后再处理。如果是私事，一定要考虑是否让对方为难，对方是否方便，不要增加对方的负担，甚至引起对方的不愉快。

请帮忙的内容要说明清楚，最好是写在纸上，把人、事、时、地、物及相关资料、联系方式等写清楚。请帮忙的理由也要附带说明，简单扼要，最忌讳拉杂、拖泥带水。

态度要平和，不卑不亢，虽然是请别人帮忙，只要是理由充分、事情明确，就不需要低声下气。但要注意礼貌用语，如

"请"、"谢谢"、"对不起"、"麻烦您了"等。

四、婉拒请求的礼仪

拒绝别人,一般都会使人感到失望。但当拒绝无法避免时,适当的拒绝是必要的。只是要注意体谅对方,语言、语气要平和,态度、言辞尽量不要伤害对方。

(一)如何拒绝本单位其他部门的请求

如果请求的是公事,你又无法完全做主,就可以说:"对不起,我实在是没空,手头正在处理某件事,无法帮到你。"

如果请求的事是必须花长时间处理或必须由多人合作的公事,也就是说,属于我们常说的"跨部门"合作,不妨直接表明自己无权处理,请对方与领导研究决定。

(二)如何拒绝没有预约的不速之客

如果请求者找的是单位的同事,而同事又不愿意接见,不妨依同事的意见,想个权宜之计,帮助同事婉拒。

如果是推销员,可以说:"对不起,我们单位规定在上班时间,不能接受任何推销。不过你可以把资料留下来,我会帮你将资料转到有关部门参阅,需要时,他们会联络你。"

(三)拒绝请求的忌讳

(1)面无表情,语言粗鲁,口气生硬。

(2)不给对方机会说明请求的内容或没有听完对方的说明,就断然拒绝。

(3)自己不说出任何理由,就立即回绝对方或回答时模棱两可,让对方空等。

五、不要在单位闹情绪

个人情绪具有不可忽视的作用。好的情绪能使人心情愉快,但不好的情绪会影响工作,会使整个办公室的气氛低落。因此,我们应当遵循一个基本的原则,只要是个人因素引起的情绪,都不应该带进办公室,要学会情绪的控制。要建立"公私分明"的工作信念。

培养开阔的视野,学习从不同的角度看问题。在生活中寻找寄托,不要只看重眼前利益,目光短浅。找出影响情绪的原因,并正确面对它,不要钻牛角尖。

如果有私事影响心情,造成情绪低落,要尽快用自己认为最有效的方法排解,不能因之影响工作,更不能影响到周围的同事。如果一时无法排解,可以做几次深呼吸,让自己情绪平稳以后再开始工作。如果情绪来自于公事,要尽量开解,提醒自己"要对事不对人"。以免失去客观分析问题的立场,造成与他人的矛盾。

情绪不稳定时,切忌四处诉说,寻找别人的支持或理解。因为在情绪不稳定时,很难客观公正看待问题。情绪起伏时,切莫贸然作出决策,以免立场偏颇,影响整个工作。

第三节　行为礼仪

一、严格遵守上班时间

上班时间并不是指到单位的时间,而是开始工作的时间。从进门到开始工作,至少要几分钟的时间,所以,一般情况下,最好是提前 10 分钟左右到达单位作准备。如果是刚参加工作的新人,需要更早些,因为新人若能在上班前打扫好卫生或帮助别人沏茶,会给人留下更好的印象。而且,作为新人,也是分内的事。如果迟到,要先道歉,再做解释。到了下班时间,要对工作用品加以收拾整理后再下班。

二、处理好一切事务

上班时间要精神饱满,不聊天、不打哈欠、不哼小调等。不能给人以疲倦的感觉,处理工作要认真、麻利。属于自己职责范围内的事,不推脱、不拖拉。同时,要正确处理好个人与集体的关系,不随意挪用集体的物品作个人用途,上班时间不处理私人事务。

三、有事要提前请假

由于生病或不得已而迟到、早退、缺勤时,要尽量早些向领导请假,得到批准后才可以晚到或缺勤,只要不是大病,要亲自请假。获得带薪休假的机会,也要尽早提出来,好让单位事先安排好工作。

四、服饰整洁大方

现代社会,每一个成员都有意无意地用服饰语言传达着一种信息,或反映社会风尚、民族传统习俗,或体现内心感情、文化审美素养,甚至反映出一个社会的经济发展水平。

中国古代公务活动中对服饰的要求是非常严格的,现代人对公务服装的要求已经没有古代那么严格,穿着越来越多样化,也越来越随便,但并不是说在公务活动中,或办公环境中可以无所顾忌地穿衣。每一个人的穿着打扮一定要与时间、地点、环境和角色相协调。

医护人员服饰要整洁、大方、得体、文雅,不能太艳、太俗、太奇、太随便。医护人员进入办公室后,应脱去大衣、风衣和帽子,穿上工作服。办公室内若没有衣帽间,可自行存放衣物。

五、保持良好的工作态度

作为医护人员,无论在哪个工作岗位上,平凡还是重要,喜欢还是不喜欢,都应该尽心尽职,脚踏实地地做好。现代社会的工作讲究协作与配合,大家为了一个共同的目标而努力,依据一定的规范,形成一定的上下等级工作秩序。因此,不允许职工按照个人的喜好来工作。作为组织的一员，必须根据工作的性质来选择自己的行为方式，在工作中展现自己的能力。

首先工作中要有责任心和敬业精神。认为既然是为别人打工，何必付出太大的努力，整天幻想着轻松的工作和丰厚的报酬，无法忍受工作的辛劳。此种人，不可能找到自己真正喜欢的工作，也做不好工作。工作中，要克服自己的虚荣心，同时找准自己的工作定位，从自身的条件出发努力寻找适合自己的工作，一旦做出了选择，就不要轻易放弃。在实际工作中，应明确自己的职责所在，并确实履行它，不管你是否喜欢。

第四节　环境礼仪

办公环境的维护，通常是指对于自己责任区的维护。责任区一般包括，个人工作区，如办公桌椅周围区域中的地面、墙壁、家具和电器设备等；公用区域，如你经常使用的电脑、复印机，与同事共同使用的柜架、办公室的茶水桌等。

一、清洁整理责任区域

1.清洁整理由你负责的责任区域　经常清洁台面、桌面、电脑、负责的家具及门窗等；保持桌面的清洁、整齐、美观、有序，不乱放私人物品和无用的东西；经常清洁电话机按键和听筒；每天清理废纸筒并放在隐蔽处。

2.自觉清洁本人参与的公共区域　经常清洁你使用过的物品、电脑等设备的周围；经常清理你使用的茶水桌，保持桌面、地面无弃物、无水迹，保持茶具清洁整齐；经常清理你使用的文具柜、书架、物品柜等家具。

二、设备物品放取有序

1.个人办公用品和设备摆放有序、方便操作　可以用一只组合文具盒把常用的文具放在里面,如各色的笔、订书机、剪刀、小尺、回形针、大头针、修正液、胶水等。其他如计算器、便纸条、台历、公文盒等可以放在桌面上,方便使用。

私人用品、零散物品,如皮包、化妆品等,应有序地放进抽屉,按使用习惯分类整理。

2.公用资源摆放有序,用后归位 公用办公用品也要放置规范,通常重的、大的放下面,便于取用。一些常用必备的办公用品、参考资料,如电话号码本、通讯联络号码、血压计、听诊器、体温表等按照办公室要求放在柜子里或桌子上,注意用完后要放回原位。常用的病例夹应该整齐叠放或直立在病例架上,并贴上标识加以区分,取用有序。专用的电话应放在左手边,方便右手做记录。电脑、打印机等设备应放置在一起,便于接电源线和管理。

第十四章　同事相处礼仪

医护人员大部分的工作时间是在办公室度过的,办公室不仅有工作、有事业,还有许多同事和人际交往,他们都是生活、工作不可分割的一部分。

每一个人要想在单位人际关系和谐,事业上有所成就,就必须时时自我严格要求,处处讲究礼仪礼貌。

第一节　与领导相处礼仪

一、了解领导

与人相处,贵在相知,人与人之间如果多点了解,就会少一些误会,与领导(院长、科主任、护士长等)相处也是如此。初进单位的员工应该用一点心思,了解自己领导的工作作风、性格特点等,这样就会减少许多不必要的矛盾和摩擦。

二、尊重领导

1.尊重领导　尊重是人与人友好相处的基础,一个人是否尊重他人,也反映了个人的素养与水平。对领导的尊重以及在此基础上的服从,是一个下级应遵守的行为准则,也是建立良好的上下级关系的前提条件。没有哪位领导喜欢一个目无尊长、不服从命令的下级。所以要与你的领导愉快相处,学会适度尊重是必要的。作为你的领导,如果他各方面的能力都比你强,你作为属下,可能心服口服,对你的领导会表现出应有的尊重与服从。若一旦他某一方面不如你时,你会不会一样尊重他呢?会不会因为你某一方面的能力强于他而恃才自傲呢？这是许多青年应该注意的事情。作为领导，他处理的事情在性质上与你所处理的工作是有所区别的。也许你在具体的业务能力方面要强于你的领导，但你的领导可能在其他许多方面比你强得多，切莫因某一方面能力而沾沾自喜，更不能因此而夜郎自大、恃才傲物、不尊重他人。在你的领导面前更应表现出你的谦虚以及对他的尊重，你由此也才可能被领导认为是德才兼备的人而加以重用。即使你的领导各方面都不如你，你也应该表现出适度的尊重，维护他的威信，并积极帮助他把工作做得更好。

2.服从领导 对领导是否尊重，还表现在对领导下达的任务（分科室、分床位、排值班等）是否能够愉快接受。欣然接受命令不仅反映了对领导的尊重与服从，也反映了你的敬业精神与胜任任务的自信心。

3.听取领导批评 对于领导的批评，首先要正确对待、认真听取，在听取批评的过程中一定要平心静气，注意礼节。领导对自己的批评，是对自己的负责，尽管有时批评的语气、态度、分寸不一定合适或有偏颇、出入，但领导的出发点是好的，是为了把工作做得更好。若是自己的失误，就应该平静、坦率地认错，不要当场为自己辩解，更不要觉得自己受了委屈而发牢骚。其次，要设身处地地为领导想一想，就会知道不管哪一级领导都会对自己的员工负责，员工出了问题，工作中出现失误，领导也不光彩。因此，领导对员工的高标准、严要求，员工应予体谅。

三、支持领导工作

领导希望得到员工的密切配合与支持。一个没有协作精神，不支持领导工作的员工很难得到领导的信任与培养。那么，如何支持领导工作呢？

1.配合领导的工作 很好地配合领导的工作，顾全大局不计个人得失，进一步得到领导的信任。遇到困难时上一上，遇到名利时让一让,那么,领导就没有理由不信任你。

2.为领导分忧 任何一个人都绝非尽善尽美,工作中也会有缺点与失误。领导也希望有人帮助他改正缺点,减少错误。采取何种方式帮助领导减少工作中的失误,应该注意提出意见和建议的方式方法。

3.严守秘密,对领导负责 严守秘密,不该说的不说,不在无关场合与无关人员议论单位工作。注意维护领导形象,淡化与工作无关的信息,对有碍于领导形象的话,只可听,不可传。

第二节　与同事相处礼仪

在人际关系中,同事关系是比较复杂的。它不像家庭那样可以靠血缘和亲人间的感情来维系;不像同学关系那样没有利益冲突;更不像路人那样萍水相逢,匆匆别过。同事脾气不一,性格不同,工作中频繁接触,彼此之间有各种各样的利害关系。所以,同事关系也可以说是最复杂的一种人际关系了。如何与同事相处得恰到好处,是摆在每个医护人员面前的重大课题。因此,同事间相处要依礼而行,减少摩擦是基本原则。

一、积极主动,融入其中

学会尊重同事,讲话办事态度要诚恳,行为文明礼貌。必须懂得,当你开口说话之时,也是别人对你印象形成之始。说话简明扼要,多讲些对方感兴趣的话题,易于被人接受。听人讲话时,一定要对对方的讲话有所响应。很多人际关系专家都认为,很好地倾听别人的讲话,能使你获得良好的人际关系。

举止体现了一个人的修养和风度。带有粗俗习气的行为举止,将会使人不愿意接近。要使自己的举止对他人产生好的印象,就要自觉地约束自己,使自己的举止简明得体。

与他人交往时,必须会控制自己。有的人在集体场合或别人家里毫无顾忌,毫无节制地吞云吐雾,旁若无人地纵情大笑;有的人不分年龄、性别,随便与人拍肩拉手,乱开玩笑;有的人在与人说话时唾液横飞或声音震耳……所有这一切都是不文明的举止,只能给人留下缺乏教养、不懂规矩的印象。当然也不能刻意在他人面前畏畏缩缩,谨小慎微。无论办事说话都应该表现得落落大方,举止适度。

如果你的工作原则是认真勤奋,就不要为了让别人能接纳你而与他们一样懈怠。总之,你需要在从众、让别人接受你的过程中,坚持自己正确的原则,保持自己的优点,做事要恰如其分,不随波逐流,这样便能吸引更多的朋友。

二、和睦相处,平等对待

友好相处的愿望是建立良好人际关系的基础,因为事业必须要靠大家相互合作才能顺利完成。密切合作,气氛才能和谐。

1.互相信任,真诚相待 信任是搞好同事关系的前提,彼此都有一种安全感是减少误会的基础。同事之间,心胸狭窄,打击报复,恶意玩笑,捉弄他人或背后议论别人的长短,都是不礼貌的。造谣中伤或采取低劣的手段伤害别人,最终是害人害己,自食其果。个别不懂礼貌或文化素养低的同事传播的小道消息,最好的办法是不听、不信、不传。

2.情同手足,互相体谅 同事之间,将心比心是形成融洽关系的重要保证。遇到困难时,大家伸出援助之手,是很有亲近效应的。人各有志,每一个人的性格、爱好、兴趣不同,因此,要有为他人着想的精神,处处体谅别人,这是避免不愉快的有效方法。俗话说"你敬我一尺,我敬你一丈",互相体谅是人际关系的润滑剂。

3.入乡随俗,保持一致 由于同事是在同一工作环境中相处的,因此,我们应自觉地融入这个集体。不论是服饰仪表,还是言谈举止都要与职业要求一致,不要标新立异,让自己与这个集体格格不入,游离于环境之外。

最后,还要注意,对待职务不同、年龄不一、经历各异的同事,都应采取"一视同仁"的态度。要为人正派,不计得失,以使别人都愿意与你为伴。

三、严以律己,宽以待人

要建立良好的同事关系,须用你的行为告诉你的同事们,与你共事、交往是安全的。

1.不做"长舌妇" 如果希望同事们接纳你、信任你,那么在任何情况下,对不在场的人都要以不谈为妥,成为一个有修养、受欢迎的人。

2.宽以待人 世上没有十全十美的人,你的同事也一样。如果不是什么原则性问题,得饶人处且饶人,得理也要让人三分,不要怀恨在心,更不要心存报复。以宽广的胸怀对待每一位同事,包容他们,接纳他们,长此以往,你必会得到同事们的信赖。

3.合理忍让 在个人福利方面适当做些让步,肯吃亏,失去的是蝇头小利,换来的是良好的同事关系与工作环境,反而有助于你取得更大进步。相反,有些人太"精明",为自己考虑得太周到,工作不愿多干,名利不放过一点,事事想占上风,时时想占便宜。这样,同事只会对你敬而远之。

四、不干预他人的私事

每一个人都有自尊,自己首先要学会尊重他人,才能获得别人的尊重。学会肯定别人,这有助于你与同事更好地交往。

1.不偷窥别人 看到同事写东西或阅读,不论熟悉与否,最好是"躲避",需要从旁边走过时,不要离得太近,更不能用眼睛余光"窥视"。同事在工作,如果没有重要的事情,不要去打扰别人,也不要随意询问,以免打断人家的思路,造成尴尬的局面。

2.不随意翻动别人的东西　单位里，每一个人都有自己的一方"天地"，如办公桌、物品柜等。不随便翻动别人的东西，这是一种文明，一种礼貌，也是一种规矩。即使要找东西，也请他本人代找。如需要借用别人的东西，应事先打个招呼。确实需要借用某种东西，而主人又不在，事后要向其说明情况，并致歉意。借了别人的东西，要记得及时归还，且记不要随意转借。

3.不打听、不传播同事的私人秘密　每一个人都有属于自己的隐私。因此，在大庭广众之下干涉别人不愿公开的事情是不道德的。猜测、打听同事的隐私，以同事隐私为谈资，是很容易破坏正常的同事关系的。碰到陌生人找同事谈话，如有可能，最好避开，让别人方便。确实无法避开，最好不要偷听。因为同事之间，尤其是在同一办公室的同事之间，在众目睽睽之下处理个人隐私的事，这是大多数人所不愿意的。因此，巧妙地学会回避、躲避，就成了同事礼仪的重要相处之道，注意从心理上、工作上、生活上尊重同事的个人空间。

总之，同事之间，既不能格格不入，又不能完全不分你我。

五、积极主动，协作共赢

有些工作需要多方的协调配合才能完成，同事之间同心协力、相互协作、互相支持是做好工作的前提。工作中，要克己奉公，勇于担责。需要同事帮助要主动与同事协商，不可强求。若同事请求帮助时，应尽己所能真诚相助。对年长于自己的同事要多学、多问、多尊重，对年轻于自己的同事要多帮助、多鼓励，这样便能得到同事的尊敬，自己工作也会很顺利。对于同事的帮助一定要及时感谢，无论帮助大小，都要表示感谢，千万不要认为可有可无。同事之间长时间相处，一时的失误在所难免，若是自己的失误应主动向对方道歉，求得对方的谅解。若同事对你产生误会，应向对方说明，不能耿耿于怀。

六、分享荣誉,共同进步

正确对待同事的成绩,为同事取得成绩而感到高兴,并以此为前进的动力,激励自己赶上并超过他们。试想,如果你取得成绩,一定希望与同事们共享收获的喜悦,希望得到真诚的祝贺,而不希望别人说三道四,故意中伤,反之亦然。正所谓"己所不欲,勿施于人"。另外,如果你的同事个个都不思上进,整天处于这种环境之中,没有人带动,没有人激励,恐怕你也难以"一花独放"。真诚、主动地与他们分享快乐,会让同事有受到尊重的感觉,如果你的荣誉是依靠同事协力而取得的,那就更应该牢记这一点。所以,不嫉妒别人,坦然面对他人取得的成绩,不仅能使你获得支持,而且能使你步入成功。同事之间,既是合作者,又是竞争者,同事之间很容易产生嫉妒心理,这是同事之间友好相处的障碍。嫉妒心盛行的地方,同事关系一定紧张,必定影响工作,也影响到个人的身心发展。

1.正确对待别人的嫉妒　当你在工作中取得了成绩,或得到提升、领导嘉奖时,你便有可能遭到别人的嫉妒。其一,冷静对待,理解同事们的嫉妒心理,并坚定地走自己的路,不要受到影响,最好的办法是用工作来回答别人。其二,要学会分析别人的嫉妒,找到风言风语产生的根源,即使毫无根据,也完全可以引以为戒。至于别人的不服气,则大可不必放在心上。其三,学会用正确的方法化解这种嫉妒。适当的方式可以是示弱,如在适当的时候向同事们展示自己的弱点、短处、苦衷和不如意的地方,从而使处于弱势的同事找到心理平衡。也可以表现为用自己的宽宏大度帮助嫉妒者,把自己的才智、工作经验等传授给他们,变嫉妒为共同前进的动力。

2.克服自己的嫉妒心理　当你因同事的工作成就超过自己而感到苦恼或痛苦时,应理智分析,克服这种感情,使自己解脱,不要把嫉妒演绎成为对同事的敌视和冷漠。古人云:"临渊羡鱼,不如退而结网。"与其让嫉妒之火煎熬自己,不如扬长避短,发挥优势,努力工作,把自己的嫉妒变成工作上进取的动力,化解消极的嫉妒为积极的竞争意识。

七、体谅难处,乐于助人

无论在工作中还是在生活上,同事若有难处,都应该给予体谅理解,并尽力帮助。日常生活中,每个人应抱着"人人为我,我为人人"的人生信条,主动关心他人、帮助他人。每个人的行为也许很平凡,但由于他们的存在,使得他们的同事、朋友、家人以及周围的人时刻沐浴着温暖与温馨。他们为这个社会增添了更多的真、更多的善与更多的美,也得到了别人由衷的敬意与尊重。对同事的关心、重视,让他们感受到你真诚的友谊。

一个人在工作中每前进一步,都离不开别人的帮助与协作。许多时候人们也很企盼能有人帮助,尤其渴望在困难时能有人伸出援助之手。人同此心,心同此理。同事之间,朝夕相处,工作上的互相协作,生活中的互相关心,学习中的互相鼓励,就变得十分重要。所以,不要吝惜你温馨的微笑,关切的问候,真诚的鼓励,热情的帮助,关心你周围的每一位同事、朋友,你会在给予的过程中得到同事们的理解、帮助与支持。

第三节　与员工相处礼仪

作为领导(院长、主任、护士长等),在与员工相处时也应该讲究礼仪。应该意识到,自己的聪明才智,远见卓识必须通过员工的积极配合、努力工作才能显示出来。一个集体目标的实现,关键在于调动员工的积极性、主动性。而员工的积极性、主动性又来源于他们对集体的归属感、自豪感、安全感和荣誉感等。能否使员工产生这种感觉,在很大程度上取决于领导与员工之间相处的艺术和方法,能否让员工感到领导对自己的关心和尊重。

所以,"善待员工."是很重要的。

一、尊重员工

每一个人都有自己的尊严,都渴望得到尊重和认可,领导只有懂得尊重员工,才能调动其积极性和主动性。

1.尊重员工的人格 希望得到别人的尊重,这是人的基本心理。所以尊重是现代社会组织管理中十分重要的问题。职工有思想、有意识、有情感,领导应充分考虑到员工的人格、兴趣、爱好、生活习惯和生活方式等,才能真正了解他们,发挥他们的积极性、主动性。

2.尊重员工的意见 领导水平再高,能力再强,总是有限的。在工作中,员工往往处于第一线,对具体的工作情况有时更加熟悉,资料的掌握也更丰富,应尊重员工的意见。

3.尊重员工的职权 适当的放权,尊重其在职权范围内独立处理问题,是发挥员工积极性的主要手段。当员工工作出现失误时,应体谅和尽量给予帮助。

4.尊重员工的劳动成果 每个人都希望取得一定的成就,并尽最大努力把工作做好,在工作中实现自己的人生价值。作为领导,应该尊重其劳动成果,充分肯定他们在工作中付出的努力和取得的成绩,以提高下级的工作信心,激励他们把工作做得更好。

二、信任员工

1.以身作则 这应该成为指挥者、管理者的信念。以身作则是对员工的鼓舞和无声的指挥。

2.与人为善 领导不仅要知人所短,更应该善于见人所长。"金无足赤,人无完人",领导应该采取与人为善的态度,严于律己,宽以待人,容人之过,见人所长。

3.用人不疑 要充分发挥员工的积极性,就必须用人所长,用人不疑。领导对员工充分信任,大胆使用,才能充分发挥其智慧,使其更好地行使权力和职责,做好工作。

三、帮助员工

对员工的关心,还体现在对员工的帮助上。

1.合理安排工作 因为个人的才能、个性各异,所以,在安排工作时,要根据不同岗位的性质要求,恰到好处地安排合适的人选,使每一个人都能找到最适合自己的位置。管理者要根据员工不同专业、特长、技能进行合理的人员调配。

2.设身处地为员工着想 领导给员工分配任务,提出要求时,要设身处地为员工着想,这样才能比较客观,避免给员工出难题。

3.多沟通、多协调 通过沟通协调达成共识和相互理解,消除领导与员工、个人与集体之间在利益、观点、态度等多方面的矛盾,使行动上下一致,也使员工感到在集体中有保障、有安全感,从而安心为医院工作,最终实现共同目标。

4.注意关心员工的个人前途发展 让员工感到在医院中工作有奔头,而且永远不会停步。一位好的领导对于自己员工的提升、培训、进修、深造等应有一系列的安排。

四、赏罚分明

赏罚分明体现出实事求是、标准统一、不徇私情、铁面无私的工作作风。对工作出色的员工适当表扬。及时指出错误是为了避免更大的失误,也是对员工负责的表现。

同时,作为领导,当出现责任事故的时候,要为员工分担责任。敢于分担责任的领导在员工的眼里是有宽容心、值得信任的领导,会更加受到员工的敬重。

‖工作篇‖

　　医护人员学习礼仪就是为了培养自身良好素质。得体的举止，恰当的言谈等礼仪行为已成为医护人员职业素质的基本要求。

　　在医护行业内普及推广医护礼仪，有助于提高医护人员的个人素质，有助于更好地对服务对象的身心健康发挥非医药所能及的作用。所以规范医务人员行为，加强医护人员礼仪修养，提高医护人员素质，塑造医院良好形象，已成为日常医护工作中不可或缺的重要环节。

第十五章　医生服务礼仪

第一节　医生基本礼仪

医疗是关乎人的生命安全的特殊行业,此领域的从业者担负着救死扶伤重任,这也正是人们强调医生必须具有良好职业素养和职业道德的首要原因——"医者仁心"。医疗行业的特殊性决定了医生必须拥有良好的礼仪习惯。

1.**以人为本,践行宗旨**　以病人为中心,坚持全心全意为人民健康服务的宗旨,发扬救死扶伤的人道主义精神和大医精诚的从医品质。

2.**遵纪守法,依法执业**　自觉遵守国家法律法规,遵守医疗卫生行业规范和规章,严格执行所在医疗机构各项制度规定。

3.**尊重患者,关爱生命**　遵守医学伦理道德,尊重患者的知情权、同意权和隐私权,维护患者合法权益。

4.**优质服务,医患和谐**　佩戴胸牌上岗,着装整洁,举止端庄沉稳,服务热情周到,言语文明规范,作风细致严谨,认真践行医疗服务承诺,杜绝生、冷、硬、顶、推、拖现象。

5.**严谨求实,精益求精**　热爱学习,钻研业务,努力提高专业素养,诚实守信,抵制学术不端行为。

6.**爱岗敬业,团结协作**　忠诚执业,尽职尽责,正确处理同行同事间关系,互相尊重,互相配合,和谐共事。

7.**乐于奉献,热心公益**　积极参加领导安排的指令性医疗任务和社会公益性的扶贫、义诊、助残、支农、援外等活动,主动开展公众健康教育。

第二节 医生诊疗礼仪

医疗这一特殊行业决定了医生职业礼仪的特殊性,医生职业礼仪要求医生在医疗实践中要努力体现尊师重道和神圣威严。在医疗实践的任何环节都有礼仪规定,比如查房礼仪,在查房过程中要求做到井然有序、肃穆庄重,不能穿短裤和拖鞋,对病人不能直呼其床号,应尊称"先生""女士"等,查房医生在查房过程中要专心致志,不要随意接听手机,尽量保持查房过程的连续性、严肃性和完整性。汇报病历的医生应该将病历夹双手抱于胸前,站在查房医生的正对面,汇报病历时要仔细严谨,要用双手呈递病历夹。我国古代医疗从业人员就非常注重医德和医生礼仪,唐代著名医学家孙思邈在他的《千金方·大医精诚篇》中精辟地阐述了医生应有的道德和礼仪。他认为医生应有高度的责任感,"人命至重,贵于千金,一方济之,德愈于此"。医生的职责是治病救人,因此"若有疾厄来求救者,不得问其贫贱贵富,长幼妍媸,怨善亲友,华夷愚智,普同一等,皆如至亲之想"。在诊病时要专心致志,"纵绮罗满目,勿左右顾眄;丝竹凑耳,无得似有所娱;珍馐迭荐,食如无味;醽醁兼陈,看有若无。"

一、认真询问,耐心解答

对待患者要有爱心、耐心、责任心。认真开展诊疗服务,牢固树立"以病人为中心"的服务理念,加强与患者的沟通交流,耐心解答患者及其家属的疑问,引导患者及其家属合理选择诊疗方式,营造和谐的医患关系。

(一)沟通时间

1.院前沟通 门诊医生在接诊患者时,应遵循"首诊负责制",根据患者的现病史、既往病史、体格检查、辅助检查等对疾病作出初步诊断,并安排在门诊治疗,对符合入院指征的可收入院治疗。其间门诊医生应与患者沟通,征求患者的意见,争取患者对各种医疗处置的理解。必要时,应将沟通内容记录在门诊病历上,并由患者或家属签字。

2.**入院时沟通** 病房接诊医生在接收患者入院时,在完成首次病程记录的同时,即与患者或家属进行疾病沟通和医患道德沟通。平诊患者的首次病程记录应于患者入院后8小时内完成;急诊患者入院后,责任医生根据疾病严重程度、综合客观检查对疾病作出诊断,在患者入院后2小时内与患者或患者家属进行正式沟通。

3.**入院3天内沟通** 医生在患者入院3天内必须与患者进行正式沟通。医生应向患者或家属介绍患者的疾病诊断情况、主要治疗措施以及下一步治疗方案等,同时回答患者提出的有关问题。

4.**住院期间沟通** 内容包括患者病情变化时的随时沟通;有创检查及有风险处置前的沟通;变更治疗方案时的沟通;贵重药品使用前的沟通;发生欠费且影响患者治疗时的沟通;急、危、重症患者随疾病转归的及时沟通;术前沟通;麻醉前沟通(应由麻醉师完成);术中改变术式沟通;输血前沟通以及医保目录以外的诊疗项目或药品使用前的沟通等。

对于术前的沟通,应明确术前诊断、诊断依据、是否为手术适应证、手术时间、手术方式、手术人员以及手术常见并发症等情况,并明确告之手术风险及术中病情变化的预防措施。对于麻醉前的沟通,应明确拟采用的麻醉方式、麻醉风险、预防措施以及必要时视手术临时需要变更麻醉方式等内容,同时应征得患者本人或家属的同意并签字确认。对于输血前的沟通,应明确交代输血的适应证及必要性以及可能发生的并发症。

5.**出院时沟通** 患者出院时,医生应向患者或家属明确说明患者在院时的诊疗情况、出院医嘱及出院后注意事项,以及是否定期随诊等内容。

（二）沟通内容

1.诊疗方案的沟通　沟通内容包括：现病史，既往史；体格检查；实验室与器械检查；初步诊断、修正诊断；诊断依据；鉴别诊断；拟行治疗方案，可提供 2 种以上治疗方案，并说明利弊以供选择；初期预后判断等。

2.诊疗过程的沟通　医生应向患者或家属介绍患者的疾病诊断情况、主要治疗措施、重要检查的目的及结果、患者的病情及预后、某些治疗可能引起的严重后果、药物不良反应、手术方式、手术并发症及防范措施、医疗收费情况等，并听取患者或家属的意见和建议，回答患者或家属提出的问题，增强患者和家属对疾病治疗的信心。医生要加强对目前医学技术局限性、风险性的了解，有的放矢地介绍给患者或家属，使患者和家属心中有数，从而争取他们的理解、支持和配合，保证临床医疗工作的顺利进行。

3.诊疗转归的沟通　根据患者的性别、年龄、病史、遗传因素、所患疾病严重程度以及是否患多种疾病等情况，对患者机体状态进行综合评估，推断疾病转归及预后。

（三）沟通方式方法

1.首次沟通　首次沟通是在责任医生接诊患者查房结束后，及时将病情、初步诊断、治疗方案、进一步诊查方案等与患者或家属进行沟通交流，并将沟通情况记录在首次病程录上。护士在患者入院 12 小时内，应向患者或家属介绍医院、科室概况、住院须知等入院宣教内容，并安慰患者卧床休息，并把沟通内容记在护理记录单上。首次沟通地点设在患者床旁或医生办公室。

2.分级沟通　沟通时要注意沟通内容的层次性。要根据患者病情的轻重、复杂程度以及预后的好差，由不同级别的医护人员沟通。同时要根据患者或亲属的文化程度及要求不同，采取不同方式沟通。当下级医生对某种疾病的解释不肯定时，应当先请示领导医生或与领导医生一同集体沟通。如已经发生或有纠纷苗头，要重点沟通。

对于普通疾病患者，应由责任医师在查房时，将患者病情、预后、治疗方案等详细情况与患者或家属进行沟通；对于疑难、危重患者，由领导医生与家属进行正式沟通；对治疗风险较大、治疗效果不佳及考虑预后不良的患者，科主任主持召开全科会诊，由科主任亲自或安排有关医生与患者沟通，并将会诊意见及下一步治疗方案向患者或家属说明，征得患者或家属的同意，在沟通记录中请患者或家属签字确认。必要时可将患者病情上报医务处，由医务处组织有关人员与患者或家属进行沟通。如责任医生与患者或家属沟通有困难或有障碍时，应换其他医务人员或领导医生、科主任与其进行沟通。

3.集中沟通 对带有共性的常见病、多发病、季节性疾病等，由科主任、护士长、责任医生、护士等共同召集病区患者及家属会议，集中进行沟通，介绍该病发生、发展、疗程、预后、预防及诊治过程中可能出现的情况等，回答病人及家属的提问。每个病房每月至少组织1次集中沟通的会议，并记录在科室会议记录本上。沟通地点可设在医护人员办公室或示教室。

4.预防为主的沟通 在医疗过程中，如发现可能出现问题苗头的病人，应立即将其作为重点沟通对象，针对性地进行沟通。还应在早交班时将值班中发现的可能出现问题的患者和事件作为重要内容进行交班，使下一班医护人员做到心中有数、有的放矢地做好沟通与交流工作。

5.协调统一后沟通 诊断不明或病人病情恶化时，在沟通前，医与医之间，医与护之间，护与护之间要相互讨论，统一认识后由领导医生对家属进行解释，避免使病人和家属产生不信任和疑虑的心理。

6.实物对照讲解沟通 医护人员可以利用人体解剖图谱或实物标本对照讲解沟通，增加患者或家属的感官认识，便于患者或家属对诊疗过程的理解与支持。

7.**出院访视沟通**　对已出院的患者,医护人员采取电话回访或登门拜访的方式进行沟通,并在登记本中做好记录。了解病人出院后的恢复情况和对出院后用药、休息等情况的康复指导。延伸的关怀服务,有利于增进患者对医护人员情感的交流。

(四)沟通技巧

与患者或家属沟通时应尊重对方,耐心倾听对方的倾诉,同情患者的病情,并本着诚信的原则,坚持做到以下几点:

1.**一个技巧**　注重技巧,尽量让病人和家属宣泄和倾诉,对患者的病情尽可能作出准确解释。

2.**二个掌握**　掌握病情、检查结果和治疗情况;掌握患者及患者家属的社会心理状况。

3.**三个留意**　留意沟通对象的教育程度、情绪状态及对沟通的感受;留意沟通对象对病情的认知程度和对交流的期望值;留意自身的情绪反应,学会自我控制。

4.**四个避免**　避免使用刺激对方情绪的语气、语调、语句;避免压抑对方情绪、刻意改变对方的观点;避免过多使用对方不易听懂的专业词汇;避免强求对方立即接受医生的意见和事实。

(五)沟通记录

每次沟通都应在病历中有详细的沟通记录,记录的内容有沟通的时间、地点,参加的医护人员及患者或家属姓名,以及沟通的实际内容、沟通结果,在记录的结尾处应要求患者或家属签署意见并签名,最后由参加沟通的医护人员签名。每一份病历中必须有3次以上有实质内容的沟通记录。

二、合理检查、治疗、用药

根据病情进行相应检查,不滥检查。落实医疗机构间检查结果互认有关规定,促进合理检查。同时,因病施治,严格遵循临床诊疗和技术规范,使用适宜诊疗技术和药物。告知患者或其亲属关于患者病情、诊断、医疗措施和医疗风险的同时,提供不同的诊疗方案供患者或其亲属选择。对实施手术、麻醉、高危诊疗操作、特殊诊疗(如化疗)或输血、使用血液制品、贵重药品、耗材等时履行书面知情同意手续。不隐瞒、误导或夸大病情,不过度治疗。不得以谋取私利为目的转送、介绍患者到其他医疗机构就医。

严格执行医保(新农合、城镇职工和居民医疗保险)政策,不违规使用医保目录外药物,不得要求患者到指定药房购买药物。使用适宜药物,不开大处方,规范使用抗生素,保障患者的合法权益和用药安全。处方书写规范,字迹清楚易认。

新农合医疗制度

新型农村合作医疗简称"新农合",是指由政府组织、引导、支持,农民自愿参加,个人、集体和政府多方筹资,以大病统筹为主的农民医疗互助共济制度。采取个人缴费、集体扶持和政府资助的方式筹集资金。

2002年10月,中国明确提出各级政府要积极引导农民建立以大病统筹为主的新型农村合作医疗制度。2009年,中国作出深化医药卫生体制改革的重要战略部署,确立新农合作为农村基本医疗保障制度的地位。国家卫计委、财政部印发关于做好2015年新型农村合作医疗工作的通知提出,各级财政对新农合的人均补助标准在2014年的基础上提高60元,达到380元。

知识链接

三、规范医疗,廉洁行医

严格防范医疗差错、医疗事故。刻苦钻研医疗新技术,严格遵守医疗技术临床应用管理规范和单位内部规定的医师执业等级权限,为患者提供优质、安全的医疗服务。落实会诊、转诊等核心制度,避免延误患者就医时机。规范书写病历,杜绝"天书",实事求是记录患者诊疗及病情变化情况,妥善保存病历材料,不隐匿、伪造或违规涂改、销毁医学文书及有关资料,不违规签署医学证明文书。

严格遵守药物和医疗技术临床试验有关规定,进行实验性临床医疗,应严格遵守相关规定并充分保障患者本人及其家属的知情同意权。规避实验性医疗的风险,坚守医学伦理道德规范。

廉洁行医,恪守医德。弘扬高尚医德,严格自律,不索取和收受患者"红包"、礼品等财物,不利用执业之便谋取不正当利益;不收受医疗器械、药品、试剂等生产、经营企业或人员以各种名义、形式给予的回扣、提成,不参加其安排、组织或支付费用的营业性娱乐活动;不骗取、套取基本医疗保障资金或为他人骗取、套取提供便利;不违规参与医疗广告宣传和药品医疗器械促销。

第十六章　护士服务礼仪

护士的个人素质、修养是影响护理工作的重要因素,其言谈举止会影响病人的身心健康。学习护理礼仪,对培养良好的职业素质修养,提高护理服务质量,树立良好的职业形象具有举足轻重的作用。

第一节　护士服饰礼仪

普通护士服以白色为主基调,但随着医院的服务更加个性化,白色已不能够满足人的视觉需求,所以现在各大医院的工作服在白色基础上增加了淡蓝色、淡粉色、淡绿色、淡紫色、淡黄色、淡米色等,款式也在经典样式基础上不断翻新变革。这些不同色彩和样式的工作服并不影响医院规范化的管理,而且更能符合服务对象的心理特点,在某种情况下,还起到了色彩语言的治疗作用。

(一)护士服

护士服是护士的职业服装。普通护士服多为连衣裙式,给人以纯洁、轻盈、活泼、勤快的感觉,以整齐洁净、大方适体和便于各项操作技术为原则。穿着中要求尺寸合身,以衣长刚好过膝,袖长刚好至腕为宜。腰部用腰带调整,宽松适度。下身一般配白色长工作裤或白裙(图16-1)。夏季着工作裙服时,裙摆不超过护士服。

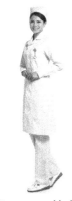

图16-1　护士服

护士服的领扣要求扣齐,自己的衣服内领不外露,高领护士服的衣领过紧时可扣到第二个。男护士服穿着时注意不着高领及深色内衣。

衣扣、袖扣全部扣整齐,缺扣子要尽快钉上,禁用胶布、别针等代替。护士服上禁止粘贴胶布等。衣兜内忌塞鼓满。袖扣扣齐使自己的内衣袖口不外露。这样着装,会给人留下护士职业美的良好印象。

(二)特殊护士服与着装标准

特殊护士服常指手术服、隔离服、防护服,其严格的着装流程关乎着对病人和护士自身健康的责任。穿着中表达的是严谨、科学的语义。

1.手术服与着装标准 手术服只适用于手术室内。分手术洗手衣、裤和手术外衣两部分。因手术操作的无菌要求,手术服应是无菌的。手术外衣分一次性和非一次性。一次性手术衣多为有特殊感染的病人及应急情况下使用。使用后按一次性医用垃圾焚烧处理。非一次性手术衣可反复高压消毒后使用。穿手术服时配用的手术圆筒帽和口罩也分一次性和非一次性,其性能特点及术后处理原则同手术衣。帽子内塞严头发,必要时用发网或发夹固定,要求前不遮眉,后不露发际。帽缝要在后面,边缘要平整,佩带口罩应四周严密,以吸气时产生负压为适宜。

2.隔离服与着装标准 隔离服常在护理传染病人时使用。它的款式为中长大衣后开背系带式,袖口为松紧式或条带式。穿、脱隔离衣有着严格的操作流程和要求。穿隔离服时,必须配用圆筒式帽,头发要求与戴口罩标准同穿手术服一致。

3.防护服与着装标准 防护服为特殊隔离服,主要用于护理经空气传播及接触性传染的特殊传染病,如 SARS 等。这种服装为衣帽连体式,不透空气,可防止并阻止任何病毒通过。在二级防护时须佩戴特制的医用防护口罩、防护眼镜、鞋套和手套等,其连体帽内应先佩戴一次性圆筒帽,头发要求及戴口罩标准同手术服、隔离服的标准一致。如为三级防护,则在二级防护的基础上加戴全面型呼吸防护器、护视屏。防护服及配套防护用品的穿脱有着严格的流程和要求。

（三）燕帽

燕帽象征着护士职业的圣洁和高尚,要洁白无皱。它以无声的语言告诉患者,我是一名保护患者健康的职业护士。戴燕帽时,两边微翘,前后适宜。一般帽子前沿距发际 3~5cm,戴燕帽前将头发梳理整齐,以低头时前刘海不垂落遮挡视线、后发辫长不及衣领、侧不掩耳为宜(图 16-2)。上岗前应把头发夹好,不要一边工作一边腾出手去弄头发,一则易造成自己头发及面部的污染,二则会给人以搔首弄姿的不良印象。燕帽要轻巧地扣在头顶,帽后用白色发夹别住,以低头或仰头时不脱落为度。

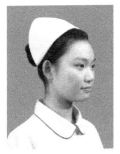

图 16-2　燕帽

男护士戴帽。目前,卫生部门尚未对男护士着装作专门的规定,各医院一般要求男护士着白大褂,有的医院要求头戴圆顶帽。缺乏像女护士一样醒目的形象识别,使得男护士需要额外做大量的解释工作。

（四）护士戴燕帽的发型、发饰

普通病房、门诊部的护士,工作时佩戴燕帽。雅致的发型使护士更添风采;简洁的发饰使护士更显圣洁优雅。

1.短发　头发自然后梳,两鬓头发放于耳后,不可披散于面颊,需要时可用小发卡固定。发长不能过衣领,否则应挽起或用网套兜住。

2.**长发**　应将头发盘于枕后,盘起后头发不过后衣领,盘发时可先将头发梳成马尾或拧成麻花状,用发卡或头花固定,也可直接戴网套。

3.**发饰**　工作环境中的发饰,主要为有效固定头发之用,发卡、头花、网套等应采用与头发同色系,以素雅、大方为主色调,避免鲜艳、夸张的发饰给病人带来不良的刺激。

4.**染发**　可染成黑色或近黑色,严禁染成鲜艳的色彩。

（五）护士戴圆筒帽的发型

手术室、传染科及特殊科室的护士,为了无菌技术操作和保护性隔离的需要,工作时佩戴圆筒帽。在佩戴圆筒帽前,应仔细整理好发型,头发应全部放在圆筒帽内,前不露刘海,后不露发际。

1.**短发**　可直接佩戴圆筒帽。

2.**长发**　用小发卡或网套盘起后再佩戴,这样可以确保头发不从圆筒帽中滑脱到外面,影响无菌技术操作和隔离防护。

（六）护士戴口罩的职业标准

佩带口罩应完全遮盖口鼻,戴至鼻翼上一寸,四周无空隙(图 16-3)。吸气时以口罩内形成负压为适宜松紧,达到有效防护。无菌操作与防护传染病时必须戴口罩。口罩带的位置高低松紧要适宜,否则,不但影响护士形象,且没有起到戴口罩的防护作用。如口罩戴的太低或口罩带过松,污染

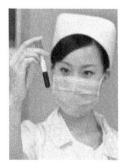

图 16-3　戴口罩

的空气可从鼻翼两侧和周围空隙进入口鼻,起不到防护作用,戴的太高会影响视线或擦伤眼黏膜。将口罩戴到鼻孔下面、扯到颌下或吊在耳朵上,均显示出精神松散、职业形象不正规。口罩应按规定及时清洗更换、保持洁净。一般情况下,与人讲话要将口罩摘下,长时间戴着口罩与人讲话会让人觉得不礼貌。

(七) 护士佩戴胸卡的要求

胸卡是向人表明自己身份的标志。为便于接受监督,要求胸卡正面向外,别在胸前,胸卡表面要保持干净,避免药液水迹沾染。胸卡上不可吊坠或粘贴它物。

(八) 选择合适的工作鞋

护士每天在病区不停地行走,工作时应穿白色低跟、软底防滑、大小合适的护士鞋,这样既可以防止发出声响、保持速度,又可以使脚部舒适、减轻疲劳。反之,如果穿着高跟鞋、硬底鞋或带钉的鞋,在自己行走时容易疲劳,而且走路时发出声响,也会影响病人休息。工作鞋应经常刷洗,保持洁白干净。无论下身配穿工作裤还是工作裙,袜子均以浅色、肉色为宜,需与白鞋协调一致。穿工作裙服时,长袜口一定不能露在裙摆外。

(九) 不能佩戴饰品或过分装饰

护士服装样式以庄重严肃为主。不但体现美观大方、清洁合体,更展示着护士职业圣洁典雅、沉稳严谨的气质。因此,穿工作服无论是佩戴饰物,还是将头发染成流行色,做成不自然的怪发型或过分化妆,都会影响职业美和静态美,病人来医院看病,需要的是语言美、行为美、仪态美、技术精湛的护士,而不是商业形象小姐。更何况饰物不仅会妨碍工作,也是医院内交叉感染的媒介体。所以,护士上岗时,不宜佩戴首饰,包括:戒指、指环、手链、手镯;不宜佩戴耳饰,包括:耳坠、耳环、耳钉。不宜留长甲及涂染指(趾)甲。不宜涂抹浓郁气息的香水,避免对病人不良刺激甚至诱发哮喘等过敏性反应。禁止梳扮怪异的发型。

(十) 进出病区的便装要大方秀雅

进出病区的便装因与工作环境相关,以秀雅大方、清淡含蓄为主色调,体现护士美丽端庄且稳重大方。到病区来上班,不穿过份暴露有失雅观的时装,如露脐装、吊带装、超短裙、迷你裤等,不穿带响声的硬底鞋、拖鞋出入病区。男护士不穿背心、短裤到病区。夏天忌光脚穿鞋,男护士也要着薄袜。

第二节 护士仪态礼仪

1.**基本站姿** 直立,挺胸,收腹,提臀,立颈,重心落在两个前脚掌,眼睛平视,双臂自然下垂或在体前交叉。

2.**基本行姿** 身体协调,姿势优美,步伐从容,步态平稳,步幅适中,步速均匀,走成直线。

3.**基本坐姿** 入座轻稳,腰背挺直,头平稳,眼平视。

4.**基本蹲姿** 由站立的姿势,转变为两腿弯曲,身体高度下降。

5.**端治疗盘的姿势** 双手握于方盘的两侧,掌指托物,双手尽量靠近腰部,前臂与上臂呈90度角。

6.**持病历夹的姿势** 手掌握病历夹的中部,放在前臂内侧,与上身呈锐角。

7.**推车行进的姿势** 双手扶把,平稳用力,目视前方,步速均匀。若车上躺有病人,应注意观察病人的面部表情和各种医疗设备管道的通畅,要使病人的头端在护士的一侧。

8.**拾物的姿势** 上身挺直双脚前后分开,屈膝蹲位,护士服不得拖地。

9.**开、关门的姿势** 开门用手,如果双手端物时则侧背开门,出入病房时要及时用手轻轻关好门。

10.**进出电梯、通过走廊** 应靠右而行,不要在走廊中间大摇大摆;狭窄处或上电梯,要主动为患者让道,不可抢行,必须抢行时,要说对不起。

11.**抢救病人、处理急诊或应答病人呼唤** 应脚步干净利索有节奏感,不可拖泥带水。

12.**引导病人或宾客进入病区** 要自然注视宾客,点头致意问好,双方并排时,居左。一前一后时,应居于病人的左前方1米左右。

13.**几人同行**　不要大声嬉笑、并排行走,走路时不能勾肩搭背、手插衣裤袋、背手、哼歌曲、吹口哨或跺脚,必须遵循说话轻,走路轻,关门轻,操作轻的原则。

14.**上下楼梯时**　无论上楼还是下楼,都靠右边,并且不能手扶楼梯栏杆。

15.**手势**　请坐、请进、指引方向时,使用掌心向上的手臂摆动手势。

第三节　护士表情礼仪

1.**与患者交流时**　表情要亲切自然,不要紧张拘泥;神态真诚热情,不要显得过分亲昵。

2.**患者走入视线2米范围内时**　用目光迎接患者,当与患者视线接触时,微笑并点头示意。

3.**微笑时**　以露出6颗上齿为标准,面部肌肉放松,嘴角微微上翘,使唇部略显弧形。

4.**与患者交流的过程中**　应注视患者,使患者感觉你在全神贯注地为他提供服务。

5.**与患者保持较长时间的交谈时**　应该以对方的整个面部为注视区域,不要凝视一点。

6.**在医院的任何场合**　只要看到患者的目光就要用你的眼神去迎候,不得轻视或将目光转移开。

第四节　护士交谈礼仪

尊重病人、爱护病人、关心病人是和病人交谈的原则。以真诚、尊重的态度与患者进行沟通,学习如何在沟通过程中集中注意力,站在或坐在病人的床前应当目光注视病人,面部保持微笑,聆听为主,不随意打断对方,不要急于判断,适时称赞鼓励对方,切忌心不在焉。与病人交谈的话题应该围绕"健康"为主题。注意使用非语言性沟通行为,礼貌、舒适的姿势,点头和"嗯"等回应,及时反馈,与老人、小孩、女性交谈,可以辅以适当的手势交谈时,声音不可过高。千万不能通过一些肢体语言告诉病人你不耐烦,如注意力不集中(如眼神东张西望、身体不自然的抖动)、面无表情、双手环抱在胸前、倚墙而站等。

耐心倾听病人讲完话,病人不发问,最好中间不要插话,即使插话也是为了了解病情,听的过程中应以"是、嗯"等语气词配合。

要仔细体味弦外之音,以了解对方的主要意思和真实内容,能给予及时解答。谈话中,要带好笔和笔记本,做好必要的记录。

视病人的情况与病人交谈,尽量使病人的卧位舒适,并视病人的具体年龄等情况辅以适当的肢体语言安慰病人。

对待患者要有爱心、耐心、责任心。遵守医学伦理道德,注重沟通,体现人文关怀,尊重患者的知情同意权,维护患者合法权益。

(一)声音

发声时宜选用中高音声调,显得有朝气并有利于音量掌控自如;音量视患者的音量调节;语气轻柔、和缓、清晰、自然;语速适中。

(二)问候

在迎接患者时,要送出问候语;在患者离开时,要送出告别语。

(三)相遇

在医院的门诊厅内行走,当和患者的目光接触时,应送出问候语。

(四)交谈

在和患者交谈时,随时使用礼貌用语。若得知患者的姓氏,称呼对方姓氏招呼对方,更能拉近双方距离。

(五) 护理服务中要做到七声

(1) 患者初到有迎声。

(2) 进行治疗的时候有称呼声。

(3) 操作失误的时候有道歉声。

(4) 与患者合作要有感谢声。

(5) 遇到患者有询问声。

(6) 接电话要有主动的问候声。

(7) 病人出院有送声。

(六) 常用的礼貌用语

1.**欢迎语/问候语**　您好/早上好。

2.**征询语**　有什么可以帮到您/我的解释您满意吗?

3.**道歉语**　对不起/很抱歉/请您谅解。

4.**致谢语**　谢谢您的合作。

5.**结束语/送别语**　请慢走。

第五节　护士接待病人礼仪

严格落实各项规章制度,正确执行临床护理实践和护理技术规范,全面履行医学照顾、病情观察、协助诊疗、心理支持、健康教育和康复指导等护理职责,为患者提供安全优质的护理服务。

(一) 接待门诊患者礼仪

接待患者时,姿势端正,背部挺直,面向并注视患者,表情和蔼自然,切忌举目四看,心不在焉。

(1) 一般病人来院就诊时,护士应当热情迎接并根据病人年龄的不同,进行特色性自我介绍。

(2) 发热病人就诊时,护士应向病人解释并及时测量体温等。

（3）在使用文明语言的同时，还应该注意肢体语言。

（4）接待急诊病人就诊时，护士应当具有应急、沉着、迅速、敏捷、果断等能力。要求急诊护士行动敏捷，技术熟练，具备良好的心理素质和行为习惯，必须有较强的应变能力，做到急而不慌，忙而不乱，争分夺秒，处理果断。

（5）对危重病人或轮椅、平车推入的病人，护士应当上前迎接并采取果断措施。

（6）意识不清病人来就诊时，护士应当迅速而镇静地将病人推入抢救室，尽快向家属询问情况并及时安慰家属。

（7）外伤、骨折病人来就诊时，护士应当迅速协助医生止血或固定伤肢，同时为病人做好解释、安慰工作。

（8）接待老年患者时，切忌直呼其名、床号，以免引起老年人的不愉快。有的老年患者由于视、听、嗅及触觉功能减退，造成不同程度的语言交流障碍，护士应尽量采用接触、手势、面部表情和身体姿势等多种方式与患者交流。

（9）接待儿童患者时，护士应当注意儿童具有生活不能自理、发病急、变化快、不善于语言表达等特点，要细心观察，仔细倾听，善于从细微变化中发现问题。

（10）接待手术患者时，护士要协助医生充分做好术前的疏导工作，教会患者如何对待手术以及术中配合、术后注意事项等。

（二）接待住院患者的礼仪

（1）护士需要做到仪表端正，举止行为规范；起立面向患者，面带微笑，简单询问病情。

（2）安排患者进入自己的病床单元或落座，同时根据不同的年龄采取不同的自我介绍方式，介绍时注意自己的职责、姓名以方便患者寻找，称呼患者时尽量用患者喜欢的称呼，尽量满足患者被认识的需要。

（3）主动介绍医院环境、病房设施、主管医生和主管护士、病室制度以及患者同室病友等,注意语气和措施,尽量多用"请"、"谢谢",避免用"不准"、"必须"等命令式语气。介绍完毕应礼貌离开,如"你先休息,我会随时来看你的,有什么需要随时通知我"等。

(4)对患者进行健康教育,若患者有疑问时,应耐心细致地解释。

(三)给患者输液过程中的护理礼仪

1.操作前

(1)护士应明确患者的病情、输液的目的、所需的物品、具体操作方法、输液过程中的注意事项及意外情况发生的处理原则与方法,实施后观察记录的内容等。

(2)保持身体亲近的举止,如微笑、亲切礼貌地与患者打招呼,向患者问好。

(3)以礼貌的语言沟通向患者清晰地说明本次操作的目的。

2.操作中

(1)通过言谈、表情、体态语言来显示对患者由衷的关怀,注意与患者沟通,询问患者的感受,随时为患者解除困难和疑惑。

(2)血管穿刺争取一次成功,若失败应表达歉意。

3.操作结束后 应根据患者的病情嘱咐药物输送过程中的注意事项,并对患者的合作表示诚恳的谢意。

(四)患者出院时的工作礼仪

(1)对患者痊愈出院表示祝贺,感谢患者对医院工作的支持和配合,对工作中的不足之处表示歉意,表达出院后一如既往的关怀。

(2)细致指导和帮助患者办理出院手续,介绍当时病情、用药、休息与活动、随访或复诊时间等。

(3)严格执行收费各项规定,无自定项目收费,无分解项目收费、比照项目收费和重复收费,尊重患者的消费知情权。廉洁自律,自觉抵制卫生行业不正之风。

（4）患者出院时,主管护士将患者送至门口或车上,嘱咐多保重,并向患者行握手礼或挥手礼等告别。

第六节　不同岗位护士的工作礼仪

不同的护理工作岗位,使护士面对的病人有所不同,护士要根据病人疾病的缓急、年龄长幼、文化程度以及自理能力,坚持护理工作礼仪原则,按照各部门护理工作礼仪要求,积极主动,热情周到,以高度的职业责任感来完成各项护理工作。

一、门诊护士工作礼仪

门诊是医院面向社会的窗口,是医院工作的第一个环节,护士的精神面貌、工作态度、礼仪修养往往成为医院形象的"代言人"。同时,病人到医院就诊,客观上存在一种忧虑、被动、求助心理。加之环境陌生,易产生孤独感和恐惧感,希望得到医务人员的关心、同情和理解,因此他们对医务人员的言谈举止,甚至一个下意识的动作都很敏感。护理人员周到的服务、礼貌的言谈、文明端庄的仪表、落落大方的举止是抚慰病人的良药,也是解除病人心理压力的重要因素。

（一）门诊护士礼仪要求

1.仪表端庄,举止大方　护士的仪表应文明端庄,护士上岗着装要合适得体,工作服必须清洁平整,衣服领边、裙边、袖边不可露在护士服外,胸牌字迹清晰、端正;不化浓妆,不戴首饰,梳妆整齐,燕帽佩戴端正,发饰素雅。举止端庄,规范,落落大方。

2.语言文明,表情真诚　护士与病人接触时,必须做到语言文明、规范,表达准确,语调柔和、悦耳,语气亲切、和蔼,语速适中,使对方能听清楚。面部表情要自然,态度热情、诚恳,面带微笑不做作,由衷地表达出对病人的关爱之情。

3.操作规范,动作娴熟　门诊护士要掌握本部门工作特点,规范、娴熟地完成各项护理技术操作,并能果断、灵活地应对门诊各种情景。

(二)门诊治疗护理工作中的礼仪

1.热情接待,耐心解答　病人首次到医院就诊时,对医院周围环境较为陌生,焦虑和期盼的心情时时袭扰着他们,使其不能安静地等待就诊。这时护士要理解病人的心情,为病人创设一个清洁、安静、秩序良好、环境优美的就诊环境,并用亲切谦和的语言来安慰等候的病人。病人较多时,护士应温和地提醒其要按次序就诊,给候诊病人递上一份报纸或送上一杯水,使病人感到温暖,缓解其焦急等待的烦躁情绪。护士还可以耐心解答病人提出的问题,不可用冷漠的态度对待病人。

2.组织就诊,灵活机动　科学地组织好就诊次序可以有效地提高就诊效率。护士应分别安排好初诊和复诊的病人,随时观察病人的病情。对有高热、呼吸困难等症状及高龄病人,应给予特殊照顾。如果病人病情严重,护士应积极安排其提前就诊或送急诊室,并向其他候诊病人解释清楚以取得谅解。

3.主动介绍,提供方便　当病人就诊完毕,需要进一步检查、治疗或领取药品时,护士应主动介绍各辅助科室的具体方位,详细说明行走的路线。介绍与其疾病相关的科室,为病人合理安排各项检查次序,以减少就诊时间和各部门往返次数。对于行走不便,身体较为虚弱病人,应提供轮椅或其他代步工具等。如病人情况危急可由护士全程陪护,并与相关科室联系好,随时准备急救。

4.服务周到,健康宣教　在门诊治疗室工作的护理人员要严格执行"查对"制度,对治疗措施给予科学解释,充分尊重病人的知情权。护理操作过程中,要严格执行操作规程,熟练操作,动作轻柔、敏捷,神情专注,态度和蔼。要求病人配合时一定要"请"字当先,不用命令式的口气对病人发号施令,对病人的支持要微笑致谢。在治疗护理过程中开展健康教育,语言要通俗易懂,语气温和,语速要根据年龄适当放缓。讲解中注意观察病人的反应,必要时给予重复说明。操作结束后,帮助病人穿好衣服,指导病人用药或处置后应注意的事项,给病人留下急需帮助时的联系方式,提醒病人带好随身用品。亲切地说:"请您慢走,注意按时吃药,多保重身体!"使病人心情舒畅地离开医院。

二、急诊护士工作礼仪

急诊病人是随时可以发生生命危险的特殊个体和团体。急诊护士是首先与病人和家属接触的医护人员,其工作不仅直接关系到病人对医院的信心,也关系到病人生命的转归。一名合格的急诊护士,除应具备高尚的职业道德、健康的身体和精湛的护理技术外,良好的心理素质和高尚的礼仪修养也是极其重要的。

(一)急诊护理工作礼仪基本要素

1.健康体魄,精神饱满 急诊护理工作节奏紧张,烦琐多样,突发事件多,体力透支严重,并且护理质量要求较高。护士必须拥有健康的体魄,才能有充沛的精力完成急诊救护工作。

2.端庄稳重,体贴入微 由于急诊病人病情不稳定,病人及家属均有紧迫的压力感,甚至还会出现生离死别的痛苦感受。此时病人及家属对医务人员有极高的依赖心理,对医务人员的言谈举止非常敏感,医务人员稍有怠慢即可招致病人及家属的不满和怨气,甚至出现过激行为。因此急诊护士应随时做好抢救病人的准备,保持仪表端庄大方,服装整洁,举止稳重,动作敏捷,语言简单明了,体贴入微。用高度的责任心和工作热情为病人服务,增加病人战胜疾病的信心,使病人和家属能够积极配合抢救工作。

3.技术娴熟,尽职尽责 急诊护士除应具备过硬的护理技术和扎实的护理理论基础外,还应具备急救护理知识和组织、配合急救的能力,对本职工作充满热情,任劳任怨,工作严谨,能够认真完成各项抢救任务,对病人尽职尽责(图16-4)。

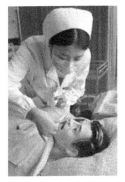

图16-4　护士操作中

4.沉着冷静,机智果断　在紧张繁忙的急救护理工作中,护士必须有敏锐的观察能力和灵活的应变能力,养成沉着冷静、敏捷果断的工作作风。在急救过程中,做到遇事不乱,忙而有序,沉稳果断,从容不迫。

(二)急诊接待礼仪

急诊护士面对的是病情危急、随时可能出现生命危险的特殊病人,因此急诊护士要树立科学的服务理念,坚持以人为本,不断学习新技术,接受新知识。

1.急诊护士应掌握急诊病人的心理特征

(1)紧张、焦虑:紧张、焦虑是急诊病人常见的心理状态。病人往往由于起病急、病情重、发展快,多缺乏思想准备,对即将发生的事情无法控制,感到自己软弱和无助,常见于休克早期病人。

(2)极度恐惧:在事故、火灾等突发事件中,受伤者多因事件突然、创伤严重、肢体出现残缺等情况,随时可能威胁到生命安全,心理处于极度恐慌状态。

(3)应激异常:突然的伤病使病人和家属对现状无所适从,造成病人情感幼稚,行为退化,病人的自我应对能力下降,使其出现心理异常,如病人因疼痛呻吟,甚至大声哭闹或有攻击行为。

(4)消极依赖:病人对瞬间袭来的恶性事故、突患疾病或是疾病的突然恶化感觉无助、无奈,易产生消极、悲观的情绪,或对医务人员产生强烈的依赖心理。

2. 急诊接待礼仪

(1)陈述利弊,稳定情绪:急诊病人由于病情危急,来势凶猛,缺乏心理准备。护士应立刻投入到紧张的急救工作中,给病人和家属以适当的解释和安慰,尽快消除病人和家属的紧张情绪,以利于下一步的治疗救护。

(2)抓紧时机,果断处理:护士在救护过程中,应做到动作轻快、迅速,处置及时、准确,对待病人表情自然从容,态度温和亲切,语言礼貌诚恳,给予病人信念上的支持。

3. 急诊救护礼仪 急诊病人一旦入院,急诊护士需要将平时学习、积累的急救知识和经验充分地发挥出来,尽快为抢救工作铺设绿色通道。

(1)急而不慌,忙而有序:急诊工作具有紧急性、不稳定性等特点,要求急诊护士随时做好救护的物品和心理准备,熟悉抢救设备的性能和使用方法,救护时有较强的应变能力。任务虽然紧急,但神情和动作应沉稳,干练,事情安排有条不紊,表现出急而不慌的良好职业素养。

(2)团结协作,配合抢救:急诊急救工作是一项需要多科室紧密配合才能完成的工作。这些工作经常环环相扣,在涉及多科室合作救护时,护士应团结合作,及时沟通,互相理解,互相尊重。

(3)文明礼貌,做好疏导:急危重症病人在意识清醒的情况下,常伴有恐惧、紧张心理,甚至出现濒临死亡的痛苦感受。护士要针对病人的具体情况做好心理疏导工作,用礼貌、体贴、关心的话语缓解病人紧张、恐惧心理,鼓励病人在救护过程中应表现得合作和坚强,使其对疾病的转归充满信心。

(4)给予理解,获得支持:由于病人起病急,病情重,家属常常表现出焦虑,坐立不安,极度担心病人的病情状况,急于了解病人的相关信息,甚至提出想参与抢救等不合理要求。此时,护士应理解病人家属的心情,给予病人家属适当的安慰和解释,耐心解答家属提出的各种问题,劝说家属及护送人员在急救室外或家属休息室等候。冷静对待家属过激的言谈和行为,理解他们的心情,并随时向家属说明病人的病情变化,使他们心理上有充分的准备,进而获得病人家属对急诊救护工作的支持。

第七节　护士与医生之间的礼仪

一、工作中

护士要做到工作严谨、认真,对执业行为负责。加强巡视,严密观察病情,发现患者病情危急,应立即通知医生;在紧急情况下要及时配合医生实施必要的紧急救护。

严格执行医嘱,规范书写病历。发现医嘱违反法律、法规、规章或者诊疗技术规范,应及时与医生(师)沟通或按规定报告。按照要求及时、准确、完整、规范书写病历,认真管理,不伪造、隐匿或违规涂改、销毁病历。

二、向医生报告病情时

报告内容简洁明了,准备好必要的文字资料;记录单、化验单、医嘱本等;有礼貌地敲门进入医生办公室;准备好必要的药品、器械等。

当医生在病房里与病人交谈时,汇报病情应注意病情是否对病人有负面影响。

三、向医生传呼电话

铃响三声内接听电话;拿起话筒,应及时问候,并报出所在部门;对话人的姓名、单位及所找的人应听清楚并复述一遍;应走到医生跟前轻声告诉他。

第八节　护士其他礼仪

一、交接班礼仪

交班者应保持衣帽和发型整洁,不宜穿拖鞋、赤脚或蓬头垢面,无论站立还是坐姿都应保持良好的精神面貌,交班时声音洪亮,吐字清楚。接班者保持良好的仪态,仔细倾听交班者报告的内容,避免在交接班过程中交头接耳或干自己的私事。

二、降化患者怨气的礼仪

在当今医患关系常常较为紧张的情况下,如何化解患者的怨气,是广大医护工作者必须掌握的技巧。

1.使用礼貌语言　如"我马上帮您查一下。"、"请您慢点讲好吗? 我来做详细记录。"等。

2.合一架构法　不直接反驳和批评对方。即在交谈中不使用"但是""就是""可是"等,多使用"同时"。如"我很了解……,同时……"、"我很感谢……,同时……"、"我很理解……,同时……"、"我很同情……,同时……"等。

另外,对于一些没有办法进一步沟通的病人,可以交给同伴或上一级老师处理。

3.移情安抚　运用 3F 技巧,即 Feel(感受)、Felling(感觉)、Find(发现)。如"我理解你的感受,其他人也有过同样的感觉,但他们后来发现……"

4.多用"我们"这样的字眼　如"您请坐下,我们先测一下体温……"等。

第十七章 医疗机构其他岗位人员礼仪

第一节 行政人员礼仪

1.**认真贯彻落实相关法律法规** 认真贯彻落实党和国家卫生工作方针政策以及卫生行政主管部门制定的行业规范和要求。

2.**认真履行岗位职责** 遵循公平、公正、公开原则,依法依规办事,不利用职务之便吃、拿、卡、要。

3.**树立质量意识、竞争意识和效能意识** 加强制度的建设和执行,坚持依法、科学、民主决策,坚持院务公开和党务公开。

4.**深入临床一线** 帮助医务人员和患者排忧解难,实实在在办好事、做实事。

5.**认真做好患者及其家属的来信来访** 属于职责范围内的工作应按时办理,并将办理结果反馈对方;不属于职责范围内的工作应告知患者或引导至有关管理部门。

6.**加强门诊服务管理** 三级医院及有条件的二级医院开展多种方式的预约诊疗服务,优化服务流程,缩短等候时间。加强急诊急救管理,开通绿色通道,保证急危重症患者在第一时间得到救治。

7.**严以律己** 做优化党风院风的表率。自觉遵守《廉政准则》,严格要求自己、家庭成员和身边工作人员,坚决抵制各种不正之风,主动接受群众监督。

8.**顾全大局** 正确处理部门工作与全院工作的关系,使医院和谐发展。

第二节　药学技术人员礼仪

1.严格执行药品管理法律法规　服务和指导临床及患者科学合理用药,保障用药安全、有效、经济、方便,维护患者用药权益。

2.认真履行处方调剂职责　严格执行"四查十对"制度,按照操作规程调剂处方药品,不对处方所列药品擅自更改或代用。

3.严格履行处方合法性和用药适宜性审核职责　对用药不适宜的处方,及时告知处方医师确认或者重新开具;对严重不合理用药或者用药错误的,可拒绝调剂,按照相关规定做好审核记录并及时上报,同时做好对患者的解释工作。

4.协同医师工作　做好药物使用遴选和患者用药适应证、使用禁忌、不良反应、注意事项和使用方法的解释说明,详尽解答用药咨询。加强药品不良反应监测,自觉执行药品不良反应报告制度。

5.严格执行药品购、管、销规定　药品采购、验收、保管、供应等各项制度规定,不私自销售、使用非正常途径采购的药品,不为商业目的统方,坚决抵制药品"回扣"。

> **四查十对**
>
> 　四查:查处方,查药品,查配伍禁忌,查用药合理性。
>
> 　十对:对科别,对姓名,对年龄;对药名,对剂型,对规格,对数量;对药品性状,对用法用量;对临床诊断。
>
> 知识链接

第三节　医技人员礼仪

1.严格遵守岗位职责和检查相关制度　做好预约检查工作。在检查过程中应始终体现人文关怀,接待热情、耐心,尊重患者及其家属,细心解答患者咨询,告知注意事项,尽量消除患者的紧张情绪,指导和帮助患者配合检查,耐心帮助患者查询检查结果。

2.认真履行岗位职责和操作规程　工作仔细、严谨。检查前,向患者详细交代检查注意事项;检查时,注意核对姓名、性别、疾病名称、检查项目、部位、编码等。对接触传染性物质或放射性物质的相关人员,进行告知并给予必要的防护,细心检查可疑部位,避免差错;检查后,正确运用医学术语,及时准确出具检查检验报告,提高准确率,报告单字迹易认、印章清晰。

3.积极配合临床诊疗　发现疑难问题,应及时请示领导医生;发现检查检验结果达到危急值时,应按规定及时提示医师注意并做好记录,严格执行危急值报告制度;发现患者的检查项目不符合医学常规的,应及时与临床医生沟通,避免差错发生。不得擅自增加或减少检查项目。坚持急事急办,对急危重症患者优先检查,快速出具检查检验报告,为临床及时提供准确数据。

4.自律　在检查检验服务活动中,不接受医用耗材、医用试剂、药品等生产、销售企业或人员以各种名义、形式给予的回扣、提成和其他不正当利益;不谎报数据,不伪造报告,不违规鉴定胎儿性别;不违规处理、买卖标本,谋取不正当利益。

第四节　窗口人员礼仪

1.**导医人员礼仪**　导医人员应熟悉医院科室设置和就医流程,准确告知患者或其家属正确就医。坚持急事急办,主动为危急重症患者就医提供快捷服务。不得诱导患者外出就医。

2.**挂号收费人员礼仪**　挂号收费人员应业务娴熟,微笑服务,收费、退费准确,快速无误。不得倒卖号源。

3.**医保服务人员礼仪**　医保服务人员应认真执行医保政策,细心帮助患者办理医保。不属于政策报销范围内的费用,耐心解释清楚。不得谋取私利。

第五节　科研教学、统计人员礼仪

1.**科研教学人员礼仪**　科研教学人员要严格执行临床教学、科研有关管理规定,保证患者医疗安全和合法权益,指导实习及进修人员严格遵守服务范围,不越权、越级行医。

2.**信息统计人员礼仪**　信息统计人员应严格执行信息安全和医疗数据保密制度,加强医院信息系统药品、高值耗材统计功能管理,不随意泄露、买卖医学信息,不为商业目的统方,坚决抵制商业贿赂。

第六节　财务、后勤人员礼仪

1.**财务人员礼仪**　财务人员要严格执行医疗服务项目价格规定、标准及制度,认真实行收费价格公示制、患者医药费用查询制、患者医药费用清单制,自觉接受患者和社会监督。无自定项目收费,无分解项目收费、比照项目收费和重复收费。廉洁奉公,不谋私利。

2.设备、物资采购人员礼仪 设备、物资采购人员严格遵守国家法律法规,严格执行财务、物资、采购等医院管理制度,严格执行设备物资招投标程序,认真做好设备和物资的计划、采购、保管、报废等工作,坚决抵制商业贿赂,自觉接受监督。

3.基建人员礼仪 基建人员严格遵守国家工程招投标相关法律法规,严格执行院内财务、物资、采购、工程建设等管理制度,程序符合规范,坚决抵制商业贿赂,自觉接受监督。

4.总务后勤人员礼仪 总务后勤人员严格执行医疗废物处理规定,不随意丢弃、倾倒、堆放、使用、买卖医疗废物。保持医疗机构环境卫生,为患者提供安全整洁、舒适便捷、秩序良好的就医环境。

附录一　大学生礼仪

第一节　礼仪与修养

所谓礼仪是指在人际交往、社会交往和国际交往活动中,用于表示尊重、亲善和友好的首选行为规范和惯用形式。这一定义包含了以下几层意思:

1.礼仪是一种首德行为规范　规范就是规矩、章法、条条框框,也就是说礼仪是对人的行为进行约束的条条框框,告诉你要怎么做,不要怎么做。如你到老师办公室办事,进门前要先敲门,若不敲门就直接闯进去是失礼的。礼仪是一种道德行为规范。表明礼仪比起法律、纪律,其约束力要弱得多,违反礼仪规范,虽然别人不能对你进行制裁,但让别人心生厌恶。为此,礼仪的约束靠道德修养的自律。

2.礼仪的直接目的是表示对他人的尊重　尊重是礼仪的本质。人都有被尊重的高级精神需要,在社会交往活动过程中,按照礼仪的要求去做,就会使人获得尊重的满足,从而获得愉悦,由此达到人与人之间关系的和谐。

3.礼仪的根本目的是维护社会正常的生活秩序　没有它,社会正常的生活秩序就会遭到破坏,在这方面,它和法律、纪律共同起作用,也正是因为这一目的,无论是资本主义社会还是社会主义社会还是社会主义社会都非常重视礼仪规范捍建设。

4.礼仪要求社会全体成员共同遵守道德体系　道德体系包括三个层次的内容:职业道德、婚姻家庭道德、社会道德。礼仪要求全体成员共同遵守,因此它属于社会公德的内容。社会公德是最简单、最起码的道德行为规范,如果一个人连社会公德都不能遵守,那只能说明这个人的道德修养太差。由此也说明礼仪修养的重要性。

5.礼仪局限于人际交往和社会交往活动中遵守　礼仪局限于人际交往和社会交往活动中,超出这个范围,礼仪规范就不一定适用。如在公共场所穿拖鞋是失礼的,而在家穿拖鞋则是正常的。在现实生活中,知礼、守礼、行礼的人会赢得别人的尊敬和信任,反之,非礼、充礼的人往往为社会所唾弃。作为大学生要注重礼仪修养。然而,礼仪修养绝不仅仅是一种外在的行为表现形式,它与人内在的道德、文化和艺术修养密切相关,是其内在的道德、文化和艺术修养的反映和折射。古人云:"相由心生"。说明了这两者之间的关系。现代人也曾提出知识美容论的观点。他们认为,掌握丰富的知识,深化自己的内涵,是一种对生命的深层次的化妆。因为人的精神面貌的塑造,在很大程度上取决于其思想境界、道德情操和文化素养等内在品质,这才是人生命美的常青树,比如,有的人尽管穿着名牌衣服,但他的服饰样式、色彩的选择都不合适,穿在身上整体效果并没显示出美的效果;有的人语言的表达很动听,但给人的感觉是言不由衷;有的人在社交场合尽管按要求做了一些礼仪动作,但只有形似没有神似,因为他没有外在表现的根基,即内在的修养。因此,大学生在学习礼仪行为规范的同时,还要注重自己的内在修养,在勤奋求知中不断地充实自己,以提高自己的礼仪水平。

大学生注重内在修养主要有三个方面的内容:

1.思想道德修养　思想道德修养是指一个人的道德、意识、信念、行为和习惯的磨炼与提高的过程,同时也要达到一定的境界。有德才会有礼,缺德必定无礼,道德是礼仪的基础。现实生活中,为人虚伪、自私自利、斤斤计较、唯我独尊、嫉妒心强、苛求于人、骄傲自满的人,对别人不可能诚心诚意、以礼相待。因此,只有努力提高思想道德修养,不断地陶冶自己的情操,追求至善的理想境界,才能使人的礼仪水平得到相应的得高。

2.**文化修养**　风度是人格化的表征,是精神化的社会形象,它是人们长期而又自觉的思想文化修养的结果。有教养的人大都懂科学、有文化。他们思考问题周密,分析问题透彻,处理问题有方,而且反应敏捷,语言流畅,自信稳重,在社会交往中具有吸引力,与人交流让人感到获益匪浅,身心愉快舒畅。相反,文化层次较低的人,缺乏自信,给人以木讷、呆滞或狂妄、浅薄的印象。因此,只有自觉地提高文化修养水平,增加社交的"底气",才能使自己在社交场上温文尔雅、彬彬有礼、潇洒自如。

3.**艺术修养**　艺术是通过具体、生动的感性形象来反映社会生活的审美活动。艺术作品积淀着丰厚的民族文化艺术素养,更凝聚着艺术家的思想、人生态度和道德观念。因此,我们在欣赏艺术作品时,必然会受到民族文化的熏陶,同时也受到艺术家世界观、道德观等方面的影响,倾心于艺术作品所描绘的美的境界之中,获得审美的陶醉和感情的升华,思想得到启迪,高尚的道德情操和文明习惯就会培养起来。因此,要有意识尽可能多地接触内容健康、情趣高雅、艺术性强的艺术作品,如文学作品、音乐、书法、舞蹈、雕塑等,它对人们提高礼仪素质大有裨益。

第二节　与教师交往的礼节

与教师的交往是大学生人际交往的重要内容之一。教师是大学生感悟人生、获取知识、学有所成的引路人。古人云:"师同父母",为此,作为深受教师教诲之恩的大学生,在与教师交往的过程中应热爱与尊敬老师,尊重教师的劳动,虚心接受教师的批评教育,严格遵守有关的礼仪规范。

一、教学中应注意的礼节

(1)为教师做好课前准备。如擦干净黑板、讲台,搬教学仪器等。

(2)上下课要和老师相互致礼。

二、请教老师问题时应注意的礼节

(1)事先把请教的问题考虑清楚,以便明确地向老师提出。

(2)请教的态度要谦虚,不要随便打断老师的讲述,若遇观点不同,可用征询语气委婉地说出自己的意见,谦虚地与教师探讨。不要反问和质问老师。

三、到教师家拜访应注意的礼节

1.**有约在先** 在飞速发展的当今,时间就是效率。五天工作制,天天工作有计划,人人工作有安排,所以有事需要拜访老师应事先约时间,临时拜访、做不速之客是不礼貌的。预约时间要尽量准确,并且要照顾老师的时间。拜访时间不宜太早,白天避开吃饭和休息时间,晚上不要太晚。约时间的同时讲明拜访事由,让老师事先有所准备。

2.**守时守约** 拜访老师要准时,不要提前,更不要迟到。若提前到,可在外面转转,到时再进去。因为到居室拜访,提前去,别人没准备好,容易引起难堪。迟到是很不礼貌的,因不可避免的原因不能按时到达,应想办法提前通知老师并诚恳致歉;通知不了老师,拜访时一定要专门道歉,争取谅解。

3.**礼貌登门** 到了老师家门口应先按门铃或敲门,门即使是开着的,也要敲门。按门铃或敲门动作要轻,要有节奏的停顿,仔细听是否有回音。不要连续不断地用力拍门。

4.**见面礼节** 老师开门后,要问候老师。若去不认识自己的老师家拜访应先确认老师的身份,然后再问候,做自我介绍。如说"你好!请问这是张老师的家吗?""张老师在家吗?""张老师,你好!打扰您了,我是护理系的学生,叫×××"。如果敲错门,别忘了道歉。老师请你进门后,你再进门。进屋后,屋里若有其他人应与其他人点头致意。

5.**拜访中的礼节** 进屋后,东西不要乱放,老师请坐后再坐下,并向老师谢座。与老师交谈时注意交谈礼节。

6.**告辞礼节** 拜访时间不宜太长,一般不超过 20 分钟为宜。到吃饭、休息时间应告辞。有其他客人来访时也应告辞。不要老看表,让人觉得你急于想走,也不要在老师说完一段话或一件事后,立即提出告辞,这样会使老师认为你不耐烦和不感兴趣。告辞时一般遵从"先谢后辞"的原则。如恭敬地对老师说"打扰多时了,我该告辞了,谢谢您的帮助指教,再见"。老师相送,应及时请老师留步。

第三节　与同学交往的礼节

在大学里学习,同学朝夕相处,是亲密的伙伴。同学情是大学生活中最宝贵的财富,其具有纯真、浪漫、充满活力的特点。为此,与同学交往应注意遵循有关的礼仪规范,从而建立一个和睦的同学关系网,使自己度过一段美好难忘的大学时光。

一、相互尊重

(1)见面要主动与同学打招呼、问候,与同学打招呼一方面表示对同学的尊重,另一方面表明自己自信健康的心态。

(2)当同学遇到困难时,如学习暂时落后、遭遇不幸、偶尔的失败,不应嘲笑、讽刺、歧视,而应热情帮助,真诚地伸出援助之手。

（3）对同学的相貌、体态、衣着不要品头论足,对同学的生理缺陷尤其不能嘲笑。更不能给同学起侮辱性的绰号。

（4）男女同学之间的交往要相互尊重,谈吐举止要有分寸。交往既要大方又不能轻浮,开玩笑要讲究分寸,不宜动手动脚,打打闹闹。

二、礼貌相待

在有求于同学时,须用"请"、"谢谢"、"麻烦你"等礼貌语言;借用学习用品时,应先征得同意后再拿,用后及时归还并致谢。

三、和睦相处

（1）在学生宿舍里,要自觉遵守作息时间,按时起床,按时熄灯就寝,起床、就寝动作要轻,说话声音要小,尽量避免打扰别人。

（2）自觉保持宿舍内的清洁卫生,既要搞好个人卫生,又要热心主动搞好室内的清洁卫生。

（3）不要随便在他人床上坐卧。未经主人允许不要随便动用他的茶具、碗筷、毛巾等用品。不要随便翻阅别人的书信、日记等。

（4）带朋友到宿舍来玩,不要在室内喧哗、嬉笑、打闹,以防影响同室人的学习、休息。

（5）对来拜访的同学要热情、礼貌、友善。对同学家长的造访要礼貌周到地接待。

（6）爱护宿舍的公共财物及各种用品,主动打开水,搞好宿舍同学之间的团结,相互体谅,严于律己,宽以待人。

（7）参加校内各项集体活动,要遵守有关的规章制度,同学之间要谦让有礼,相互照顾帮助。

四、与外国学生交往的礼节

1.遵时守约 这是国际交往中非常重要的礼貌。参加外事活动和赴约,要按时到达。因不可避免的原因不能到达,应想办法提前通知对方并诚恳致歉。

2.仪表整洁得体 衣着要整齐美观,衣领袖口要干净,皮鞋要上油擦亮,男士穿西装打好领带,梳理好头发,刮净胡子,修剪好指甲。

3.举止 要落落大方,端庄稳重,表现自然,站有站相,坐有坐相。交往前不要吃带有刺激性气味的食物。

4.言谈文雅 言谈的态度要诚恳、自然、大方,语气要和蔼可亲,表达要得体,不要询问工资、财产、婚否等隐私问题。

5.尊重各国的风俗习惯 不同的国家、民族,由于不同的历史、文化、宗教等因素,各有其特殊的风俗习惯和礼节,在涉外交往中要予以重视。不要随意谈论当事国的内政、外交、宗教等问题。

6.送礼 不必有太多的谦卑之词,礼品不必太贵重,但包装一定要精美,送礼一定要公开大方。

第四节　教室礼仪

教室是同学们学习的地方,同学们每天大部分时间都是在教室里度过,它应是一个严肃的场所。为此,应格遵守教室的礼仪规范要求。

一、整洁的仪容、穿着

进入教室要面容清洁,头发整齐,男同学不要胡子拉碴,女同学不要化妆。衣服要整洁。夏天不能穿背心、拖鞋到教室,也不能敞胸露怀。

二、举止得体

听课时不能扇扇子，冬天课堂上不能戴口罩。不能吃东西、喝水、嚼口香糖、听录音机。坐姿要端正。具体要求：

1.入座时要轻要稳 先走到座位前，再转身轻稳地坐下。女生入座时，若是裙装，应用手将裙装稍稍拢一下。

2.坐下后 嘴唇微闭，下颌微收，面容平和自然。不要随意挪动椅子，发出巨大的声音。

3.坐姿 双肩平正放松，两臂自然弯曲放在课桌上。两手不要交叉在胸前，不要抱起肩膀，也不要摊开双臂趴在桌子上或放在臀下。立腰、挺胸，上体自然垂直。不要前倾后仰、歪歪扭扭、东摇西晃，也不要斜靠在椅子上。双膝自然并拢，双腿正放，垂直地面。双腿不要过分叉开，也不要长长地伸开，脚也不要不停地抖动。坐在椅子上时至少要坐满椅子的三分之二。

4.离座时 要自然稳当，右脚向后收半步再站起来。

三、注意保持教室的卫生和秩序

不要在黑板、墙壁、课桌椅上乱写乱画，不要在教室里乱扔果皮、纸屑，不随地吐痰。在教室里随时保持安静、整洁，维持教室良好的学习环境。课间不要追逐打闹，以免影响同学的学习和身心健康。课间休息时，在楼道内行走要靠右慢行，不要快速奔跑、猛拐。

第五节　办公室礼仪

办公室是老师备课、办公的地方,是一个严肃、安静的场所,到办公室去拜访老师、领导应注意相关礼节。

一、进出办公室的礼节

进出办公室的礼节有:

(1)学生进老师办公室一定要先敲门,得到允许后方可进入。

(2)进入后应与看到自己的其他老师点头致意。

(3)注意不要坐在其他老师的座位上,也不要随便乱翻办公室的东西。

(4)事情办完,立即离开办公室,并礼貌地与老师告别。告别一般是先谢后辞,如说"谢谢老师,再见!"

(5)进出办公室的动作要轻,不要大声喧哗,以免影响其他老师工作。

(6)到领导办公室找领导,一般要预约,并按时到达。

二、与老师交谈的礼节

与老师交谈的礼节有:

(1)与老师交谈态度应诚恳,说话应实实在在,实事求是。客套太多,也是一种失礼。

(2)认真倾听老师讲话,与老师目光交流的时间应有50%以上,注视位置大致在老师的双肩与头的三角区,必要时点头应和老师的讲话。

(3)交谈中少打手势,音量适中。手势过大、声音过大都是不礼貌的。一般来讲,手势的幅度是上不过肩,下不过腰。

（4）距离适中。交谈距离 1.5 米左右，太近或太远是不礼貌的。

（5）不要随便打断老师的谈话，谈话中若遇有急事需要离开应向老师打招呼表示歉意。

（6）当你不赞成老师的观点时，不要直接顶撞，更不要反问和质问老师，应婉转地表达自己的看法。如可说"这个问题值得我考虑一下，不过我认为似乎……"等。

第六节　校园公共场所礼仪

校园公共场所是同学生活、学习和娱乐的地方，每个同学都有责任维护其秩序。为此应遵循如下礼仪规范。

一、在图书馆、阅览室应注意的礼仪

（1）进馆要衣着整洁，不要穿拖鞋背心。

（2）办理借还书手续及进馆要按次序。

（3）就座时，移动椅子不要发出声音。不要为朋友占座位。走路时要轻，阅读时不要出声，不要和熟人交谈，更不能大声喧哗、吃零食、扔废纸。不要在阅览室睡觉。

（4）查阅卡片和图书时要轻拿、轻翻、轻放。不能私自剪裁图书资料。

（5）对开架书刊应逐册取阅，不要同时占有多份，阅后立即放回原处。

二、在饭堂应注意的礼仪

（1）注意使用礼貌的称呼和语言。如"师傅"、"请"、"麻烦你"、"谢谢"、"对不起"等。

（2）自觉按次序买饭，不要拥挤、插队。

（3）不要浪费粮食，随地倒剩菜、剩饭。

三、观看体育比赛应注意的礼仪

（1）提前入场，进场后尽快到观众席。

（2）观看时不要大声喧哗，高声喊叫。

（3）观看比赛应对比赛双方一视同仁，持公正态度。

（4）礼貌地对待运动员的比赛，对其偶尔的失误应谅解、鼓励，不可当场出口不逊、扔物品。

（5）要支持裁判员的工作。瞬息万变的体育竞技，难免出现判断失误，不应对裁判起哄、无礼。

（6）要维护场内的公共卫生。

（7）退场时不要拥挤。

四、在学生活动中心应注意的礼仪

（1）提前入场，如在演出或电影开映后到场则应悄悄入座，穿过座位时姿势要低，脚步要轻，不要影响他人的观看。对起身为你让座的同排观众要致谢、致歉。

（2）要自觉遵守场内的规则，不吃有声响的食物，不随地吐痰、乱扔果皮纸屑。

（3）观看时坐姿要稳，不要时常左右摇晃。不要把脚蹬在前排观众的椅背上，以免弄脏别人的衣服。

（4）节目演出或影片放映过程中，要保持安静，不要大声谈笑或大声评论。

（5）遇咳嗽、打喷嚏时，要用手帕捂住口鼻，防止唾沫星飞溅到他人身上。

（6）演出或影片放映中，不应随便走动，也不应随便退场，不得已退场时，离座动作要轻、身姿放低，不要站在过道或剧场门口。

第七节 校园生活场所礼仪

校园环境对新同学有着潜移默化的作用,它应是一个既严肃又亲切,既庄严又活泼,既紧张又文明的地方。为此,校园要建立起一套校园生活礼仪规范。

一、行路礼仪

同学去教室、饭堂、图书馆、散步都离不开行路。行路要遵守应有的礼仪规范,讲究文明礼貌。

(1)路遇老师、熟人和同学要主动打招呼。要交谈时应站到路边,不妨碍人们的行路和车辆的通行。

(2)维护校园的环境卫生,不要随地吐痰、乱扔果皮等杂物。

(3)行右礼让。在校园上下楼梯、楼道或街道行走时应自觉靠右行走。上下楼梯或走在狭窄的通道时,遇到师长、老弱幼孕应主动站立一旁,让其先走。

(4)骑自行车要遵守交通规则,人多拥挤的地方要礼让三分,对老师、女生更是如此。进出校门要下车,自行车应停放在指定的车棚或地点。

二、同学聚会礼仪

同学聚会是同学交流感情,相互学习,结识朋友的最常见的活动形式。新同学刚刚离开家乡、离开父母,迫切需要结识新的同学、朋友,从而获得帮助。为此,参加同学聚会时要注意其中的礼节。

(1)打扮整洁,穿着大方整齐,不吃带刺激的食物。

(2)遵守时间,按时到达。

（3）主动热情地与同学打招呼，交谈。

（4）注意照顾女同学和其他同学。

（5）注意自我介绍和介绍他人的礼节。

自我介绍是结识新朋友的最好方法。其礼节有：①镇定、自信，微笑亲切自然、眼神友善可掬。②先向对方点头致意、问好或询问对方的单位、姓名，得到对方有意结识的回应后再从容大方地自我介绍。③介绍内容应简洁明了，一般是简单介绍姓名、身份、单位，并可加寒暄语。如"我是护理系 2011 级的同学，叫×××，认识你很高兴"。④介绍的语气应自然平和、明快。⑤女同学一般不宜主动向陌生男同学自我介绍，不然容易被对方误解为轻浮。

介绍他人是帮助同学相互认识的常用形式。其礼节有：①先了解双方是否有结识的愿望。特别是男女同学之间。②介绍通则为受尊重的一方先了解对方。所以介绍他人的顺序应是：把低年级的同学（年纪小的同学）先介绍给高年级的同学（年纪大的同学）；当双方年龄差不多时，把与自己亲密的同学引见给另一同学；把晚到的同学介绍给早到的同学；群体介绍应按座位次序一一介绍。③介绍人、被介绍人、中介人成三角之势。手心向上，四指并拢，拇指与四指约成 30°角礼貌地示意被介绍人，眼睛看着要告诉的人，千万不要用手指指介绍人。④介绍内容包括单位、姓名、身份。有时为了向双方提供话题，还可介绍些特长、爱好。⑤一般介绍时，被介绍人、中介人应起立。⑥介绍完毕，被介绍的双方应立即相互问候。如可说"你好！认识你很高兴。"⑦被介绍双方交谈后，中介人才可离开。

三、接打电话礼仪

电话是当今社会人们远距离交际的一种最常用、最经济、最方便的通讯工具。新同学在人际交往中要利用好电话进行交流,并赢得对方的好感,这不仅要熟练掌握各种技能,还要遵从电话礼仪的要求,塑造良好的电话形象。

(一) 礼貌接打

1.姿势端正,微笑接听 姿势端正要求:站姿要挺胸收腹立腰,双脚自然并拢;坐姿要立腰,背挺直,双肘支在桌面上,一般左手握电话,右手执笔做记录。姿势端正的作用在于使你舒服、放松,便于记录,从而有一个良好的心境接打电话。微笑接听的作用在于调节情绪,驱散不如意的事情引起的不愉快,从而使自己接打电话态度和蔼、语气亲切、声音清楚,给别人留下良好的印象。

2.接电话礼仪 应在电话铃响三遍以前接电话,这样以免对方等太久或当作没有接听而挂断。接电话的礼貌开头语应是:问候、自报家门、询问。如"你好! 这里是×××宿舍,请问你哪位?"

3.打电话礼仪 开头语:问候、自报家门、事由。如"你好!我是×××号宿舍的×××同学,请(麻烦、劳驾)你帮找一下××××同学听电话"。

4.呼应 通话中,对方讲话时,应当应声附和,让对方感到你在专心地听。长时间沉默是不礼貌的。常用附和语言有:重复对方重要的内容、"请继续说"、"是的"、"好的"。

5.电话中断时 应由打入的一方立即重拨号,并道歉:"对不起,刚才不知何故电话断了"。

6.通话中有急事要处理时 应向对方道歉,请对方稍等,随即用手捂住听筒去处理急事,处理完毕再继续通话。如果有急事处理的时间较长,应当约对方事后再继续通话,不能让对方久等。如"对不起,我有急事需马上处理。过十分钟后我再给您去电话。"

7.接错或打错电话时 打错的一方应道歉:"对不起,我打错了。"接电话的一方应宽容地说："没关系。"如果打电话的一方不知道自己打错了,接电话的一方应婉转地告诉对方:"这里是×××宿舍,电话是××××,请问,你要打的电话号码是多少?"这样做一是不会使对方难堪,二是可以显示出自己的涵养,从而赢得对方的好感。

8.结束通话时 要注意使用礼貌用语告别,如"再见"、"麻烦你了,谢谢!"一般是打入的一方先挂电话,接电话的一方待打入的一方挂电话后再放电话,特别是打入方是老师或长辈,更要如此。

(二) 准确接打

1.通话内容清楚 不管是接听还是打出电话,一般要做到"六何"清楚。"六何"即何人(姓名)、何时(时间)、何地(地点)、何事(内容)、何因(理由)、如何做(方法)。接、打双方把"六何"记、讲清楚,事件事情也就准确无误了。

2.通话突出重点 言辞简明扼要,突出重点,句子要短,要点和容易误解之处可重复或请对方重复,以便核对。如姓名、地址、电话号码等一般要重复核对。

3.语音适中 语速比平时讲话慢些,这样才能让对方听得清楚、悦耳。

附录二 常见礼仪文书

一、贺函、贺电

贺函和贺电是最常用的祝贺方式。国家领导人、外长、驻外使节一般采用外交函件、外交电报或正式照会的方式发送贺函、贺电。领导人的贺电可通过有关驻外使馆转递,也可通过电报局或经电传直接拍发。其他部门或群众团体负责人可用对外函件或对外电报,直接发送。

贺电的结构由收报人住址姓名、收报地点、电报内容、附项四部分构成。拍发礼仪电报,要用电信局印制的礼仪电报纸按栏、按格写。如:

(一)收报人住址姓名

先写住址(马路、街道、门牌号码),再写单位名称或个人姓名。

(二)收报地点

填写省、市、县名,大城市可略写省名。

(三)电报内容

先写祝贺的话,再写发报人地址姓名或发报单位地址名称。发报日期时间在电报中反映,电文中可省略。

(四)附项

附项包括发报人签名或盖章、住址、电话。贺电的内容一般有标题、称呼、正文、结尾、落款等五部分组成。

(1)贺电的标题,可直接由文种名构成,即在第一行正中写"贺电"二字。有的贺电标题也可由文种名和发电双方名称共同构成,如"国务院致中国体操队的贺电"。有的还用副标题,即以发电单位、受电单位和文种作为主标题,而用副标题说明内容。

（2）称呼要写上收电单位或个人的名称、姓名,是个人的还应在姓名后加上"同志"、"先生""或职务名称等称呼。要顶格写,称呼后加冒号。

（3）贺电的正文要根据内容而定,若发给单位或某一地区庆祝活动的,宜在表示祝贺的同时,对其作出的各种成绩、取得的巨大成就给以充分肯定,并给以鼓舞,提出希望。

（4）贺电结尾要表达热烈的祝贺和祝福之意,有的也提出希望。

（5）落款即在正文右下方署上发电单位或个人的姓名,并写上发电日期。

二、感谢信、感谢电和感谢公告

在访问某国结束、收到贺信或慰问信、收到友人馈赠或得到支援和协助的时候,应当向对方表示谢意。可以写信或致电表示感谢,有时候,也可以采取公告的方式致谢。

(一)称呼

顶格,有的还可以加上一定的限定、修饰词,如"尊敬的×××"等。

(二)问候语

如写"你好""近来身体是否安康"等。独立成段,不可直接接下文。否则,就会违反构段意义单一的要求,变成多义段了。

(三)正文

这是信的主体,可以分为若干段来书写。

(四)祝颂语

以最一般的"此致"、"敬礼"为例。"此致"可以有两种正确的位置来进行书写,一是紧接着主体正文之后,不另起段,不加标点;二是在正文之下另起一行空两格书写。"敬礼"写在"此致"的下一行,顶格书写。后应该加上一个惊叹号,以表示祝颂的诚意和强度。

称呼和祝颂语后半部分的顶格,是对收信人的一种尊重。是古代书信"抬头"传统的延续。古人书信为竖写,行文涉及对方收信人姓名或称呼,为了表示尊重,不论书写到何处,都要把对方的姓名或称呼提到下一行的顶头书写。其做法,为现代书信所传承。

(五)署名和日期

写信人的姓名或名字,写在祝颂语下方空一至二行的右侧。最好还要在写信人姓名之前写上与收信人的关系,如儿×××、父×××、你的朋友×××等。再下一行写日期。

三、邀请函、邀请电和复件

邀请的内容十分广泛:邀请外宾参加各种性质不同的集会、庆祝活动或典礼;邀请外宾来我国进行友好访问、考察访问或讲学;邀请外宾来华演出、举办展览或参加交易会等。邀请函、邀请电既要表达邀请的盛情,有时还要就活动的时间、方式、费用等有关事项作出必要的说明,以便相互间达成一致和谅解(也可另行专门协商)。如:

尊敬的领导:

我于××年××月份来到美国××市××大学(英文名字)××系自费留学,攻读××学位。至今已在美国度过了××个月,学习和生活基本安定下来,只是一个人在这边生活,时常会感到孤单,很是想念家中亲人,十分希望我的妻子(或丈夫)××同志能来美国探亲。

我的奖学金约是×万×千美元一年,足够负担我二人在这边的生活,望有关领导及单位批准探亲要求。

此致

敬礼!

邀请人:

年　月　日

四、慰问函、慰问电

遇有天灾或其他意外事故或重伤、重病等,友好国家的政府、有关组织或友好人士,常致函、致电有关国家的政府、有关组织、受伤者本人或亲属,表示同情和慰问。如:

(1)标题:可写成"慰问信"或者"××××致××××的慰问信"。

(2)称谓:应表示尊敬。

(3)慰问原因:可写事件的情况,或介绍他人的事迹等。

(4)慰问:祝福,希望等。

(5)署名和署时。

五、唁函、唁电

唁函、唁电可视情况发给相应的机关、团体或死者的亲属,也可发给治丧机构。如:

外交电报,吊唁总理逝世

×××(首都名称)

×××国代总理×××阁下:

惊悉×××国总理×××阁下不幸逝世。×××总理曾为中×关系的发展做出了有益的贡献。我代表中国政府和中国人民向×××国政府和人民表示深切的哀悼,并对×××总理的家属表示诚挚的慰问。

中华人民共和国国务院总理 ×××

二〇一五年×月×日于北京

六、国书、全权证书、授权证书、委任书等

国书是国家元首为了派遣或召回使节向接受国元首发出的正式文书,分为派遣国书和召回国书两种。目前,由于礼节的简化,在外交活动中,已可将召回国书合并于派遣国书之中。我国

即采取此种做法。

全权证书,是授予代表以全权,由其代表国家或政府进行谈判、签署条约、协定或出席国际会议的证件。全权证书由政府首脑或外交部部长签署。

授权证书,是政府部门首长指派代表,代表本部门进行谈判、签署条约性文件或出席国际会议所出具的证件,由政府有关部门首长签署。领事任命书和领事证书是关于领事职务的证件。

委任书,是委派国家特例或政府特使参加驻在国特定活动的证件,由国家元首签署。委托书,是委托驻外使节代表政府部门签署协议的证件,由政府有关部门首长签署。

以上都是进行有关外交活动的必备证书。举例如下:

(一)有关礼仪事项的通知

如使节的到离任,某些礼仪程序的安排、某些有关礼仪的规定等,可以使用照会、函件、备忘录、通告等各种方式通知有关机关或个人。在使用有关礼仪文书电报时,应注意以下事项:

1.文电中的外国国名,应使用全称 同一国名如出现数次,至少首次应用全称。如习惯用简称,可使用正式简称。某些特殊国家,如多米尼加共和国、多米尼加联邦等,不可使用简称。文中的单位名称,第一次亦应使用全称。对方的职衔、姓名在作为抬头出现时,亦要用全称。

2.文书格式要合乎规范,不要用错 非外交机构一般不使用照会的格式,可使用对外函件进行交往。人称要与文书格式相适应并前后统一。如普通照会一般只用第三人称,但不注意时容易出现"贵方"、"我方"等称呼,造成混乱不清。签署者与受文者要相适应。人对人,单位对单位。如为人对人,双方身份要相当。

3.文书中对人的称呼要合乎礼仪习惯 致意语的用法亦要取决于不同场合与习惯。如外交照会开头时,常有"向×××

致意并荣幸地……"的引文,在一般对外函件中不使用。在吊唁、慰问等信函中不要用"荣幸地……"等词句。文尾的致意语,向外交部或大使馆发照会可用"顺致崇高的敬意";向全代办处发的照会不用"最"字。非外交机关使用对外文书,可视不同的发文和受文者选用"最崇高的敬意"、"崇高的敬意"、"最良好的祝愿"、"良好的祝愿"、"最亲切的问候"、"顺致敬意"、"顺致问候"等。

4.关于译文 对外文书应以中文为正本,必要时,附以外文译文。译文本,应用不带机关衔的白纸,并在右上角注明"译文"字样。译文应考虑外文的惯用格式,不应套用中文格式。我驻外机构,在外文水平有把握、有力量的情况下,凡纯属一般事务性的函可只用外文(指驻在国文字或通用的外国文字);对申请签证、身份证及一般外交人员的调职、离任等普通照会,亦可只用外文。

5.对外文书的打印位置要适当 抬头处,受文人的职衔、姓名和称呼应在第一行顶格排列(如排不下,也可将职衔单列一行不加标点,而把姓名称呼另排一行),然后再下一行前面空一格续排行文。如文书较短,不宜把文字都挤在信纸的上半部分,而要留足够的天头,使文件美观大方。

盖章的位置要适当,一般以骑年压月,上大下小(如带国徽的印章,国徽应在机关衔之上)为宜。

6.要有严密的校对制度 如发现文书、函件等有错字或格式不对,均应重新打印,不得涂改。

7.收发文应有签收手续 收到涉外文书应及时处理,不要延误。

(二) 名片

在礼仪社交场合,除了必须处理和运用好文书电报以外,对名片的使用也应当给以重视。名片之所以在现代社会中得到广泛的应用,因为它使用起来简便、灵活、雅俗均可,能适应现代社会人际交往的需要。

名片现在已远远不只是相互通报姓名的工具,它可以用来表示祝贺、感谢、介绍、辞行、慰问、馈赠以至吊唁等多种礼节。为了表示不同的礼节,可以在名片左下角用小写字母写上法文的含义;也可以在外片上,用通用的文字写上简短的字句。几种国际上通用的法文缩写是:

1.**敬贺**　p.f.(pour felicitation)

2.**谨唁**　p.c.(pour condolence)

3.**谨谢**　p.r.(pour remerciement)

4.**介绍**　p.p.(pour presentation)

5.**辞行**　p.p.c.(pour prendre conge)

6.**恭贺新年**　p.f.n.a.(pour feliciter lenouvel an)(大小写均可)

7.**谨赠**　不用缩写字母,而是在姓名上方写上 Avec ses compliments(或者用英文 With the compliments of…)。

现在人们日益讲究名片的印制。当然,印制精美、考究的名片,会惹人喜爱;但印制朴素大方的名片,只要运用得当,仍会获得人们的重视和尊重。

参考文献

[1]李慧中.跟我学礼仪[M].北京:中国商业出版社,2005.

[2]孙三宝.社交礼仪的细节[M].北京:当代北京出版社,2006.

[3]魏伟峰.现代社交礼仪大全[M].呼和浩特:内蒙古人民出版社,2009.

[4]李兴国,田亚丽.教师礼仪[M].上海:华东师范大学出版社,2006.

[5]李平收.青年办事能力[M].北京:中国青年出版社,2004.

[6]李洁.礼仪是一种资本——日常礼仪的300个细节[M].北京:北京出版社,2007.

[7]王颖,王慧等.商务礼仪[M].大连:大连理工大学出版社,2010.

[8]李丽.现代旅游服务礼仪[M].北京:机械工业出版社,2009.

[9]耿洁.护理礼仪[M].北京:人民卫生出版社,2008.

[10]陈刚,王维利等.人际关系与沟通[M].合肥:安徽大学出版社,2012.

[11]刘桂瑛.护理礼仪[M].北京:人民卫生出版社,2014.